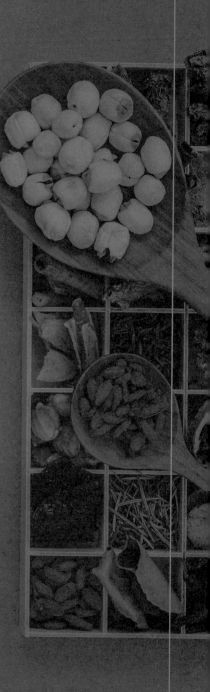

初學中醫藥的18堂課

緣起

　　台灣地區的「中醫藥教學」越來越受到重視，因為全世界都在研究中醫及中草藥，特別是博大精深的「經絡」。西醫的發源地歐美各國都興起學習中醫針灸，世界衛生組織 WHO 並肯定針灸治療 42 種病症優於用藥。目前台灣地區的各大醫院都已經成立中醫門診部，各大學院校也開設與中醫藥相關的通識課程，可見研習中醫藥的風尚已成為新潮流。

　　我個人基於三十年來與中醫中藥的結緣，並且在海峽兩岸研習中醫、中藥及針灸、推拿，總結了很多經驗結晶，並因緣際會走上中醫藥教學這條不歸路。在台灣是教育部的部定講師，在中國是教授及博士生導師。在國立中國醫藥研究所教授中藥炮製與氣功推拿；在佛光大學教授中醫養生學、中醫辨證學、中醫治療學、中醫美容學、中醫推拿學、經絡治療學、經絡美容學及針灸推拿學；在台灣首府大學教授中醫藥概論、醫學概論、生理學、健康與疾病、傳統醫學療法概論、健康休閒導論、經絡養生、營養與美容、美容與保健學、芳療理論與實務……等 20 門課程；並且在崇右科技大學教授藥膳養生管理；台北海洋科技大學教授傳統整復推拿學；輔仁大學教授藥膳學；萬能科技大學教授傳統整復推拿；新竹教育大學教授氣功養生；花蓮慈濟技術學院教授輔助與另類醫學；也應邀到公家機關、民間社團演講中醫藥的專題，並在相關的企業擔任中醫中藥方面的專業培訓講師，同時也在電腦網路開設【中醫藥教學在台灣】部落格（隨意窩），點閱人數已有超過十萬人，並有千百人回應。

　　很多從事西醫藥工作的朋友告訴我：「林老師，其實我們很想瞭解中醫藥，也相信中醫真的博大精深，聽說『陰陽學說』是中醫的核心，

也是學中醫的開始，但是每次拿起中醫藥的書籍，看到《黃帝內經》，例如：〈素問·六微旨大論〉曰：『夫物之生從於化，物之極由乎變……』或〈素問·陰陽應象大論〉曰：『重陰必陽，重陽必陰；寒極生熱，熱極生寒』；〈靈樞·陰陽繫日月〉曰：『陰陽者，有名無形……』本來偶有失眠的情形，但每次堅持不到兩頁就睡著了」。我說：「學中醫應從中醫基礎理論入門，不要從《黃帝內經》入門，例如：中西醫學都以人體的『五臟六腑』為核心，中醫以五臟為陰、六腑為陽，用陰陽學說來說明人體內部的對立與統一關係，並將『五臟六腑』入五行，用五行學說來說明人體內部的聯繫關係。台灣因為以考試領導教學，中醫檢考不考中醫基礎理論，卻考斷章取義的『內經知要』，內容全都是醫古文，因此扭曲了學習中醫的路徑。」

任何一門學問，都是「知識」加上學習者的「思維」。中醫藥雖然博大精深，但是也有學習捷徑，俗話說得好：讀千本書不如行萬里路，行萬里路又不如名師開悟。我願把畢生所學與體會透過著作與實地教學傳承給下一代。書名取：「初學中醫藥的十八堂課」，是因為大學每學期有十八週，每週一堂課。這是寫給選修「中醫藥概論」的學生及有意「自學中醫藥」者研讀的一本好書，深入淺出的引導讀者走入中醫藥堂奧的入門捷徑。書末的附錄及特別附錄（論文）更是最值得品味的篇章，因為作者把【玄空派】的武醫點穴絕學以「開經點穴推拿按摩手法」公開給擁有這本書的讀者做為最重要的禮物。

目錄

中醫的理法方藥

中醫的理法方藥

 壹 中醫學的理論體系

中醫藥概論包括了「中醫概論」與「中藥概論」，兩大領域。中醫使用中藥來防治疾病，中藥依據中醫理論來配伍方劑，兩者密不可分，且研究中醫者必研究中藥，因此併稱「中醫藥學」。由於內容包羅萬象，但因學時有限，僅能概略論述，故稱為「中醫藥概論」，是相當實用的熱門學科，也是中醫與中藥從業人員的入門學科。

中醫藥學是一門擁有數千年累積經驗的實踐醫學，它不僅有豐富的臨床經驗做基礎，更有完整的實際理論為依據，這些理論至今仍然有效地指導臨床實踐。

中醫藥學理論體系包括了理、法、方、藥在內的整體，是一門關於中醫學的基本概念、基本原理、基本方法的科學知識體系，它是以：

「整體觀念」為主導思想；

陰陽、五行學說為哲學基礎和思維方法；

臟腑、經絡及精、氣、神、血、津液為生理學基礎；

病因病機學說為病理學；

「辨證論治」為診治疾病的醫學理論體系。

第二堂課

中醫的基礎知識

中醫的基礎知識

中醫學理論體系經過長期的臨床實踐，所以又稱為實踐醫學，它是在樸素的唯物論和辨證法思想指導下逐步形成的，這一獨特的理論體系有兩個基本特點：

整體觀念

整體就是統一性和完整性。

中醫學非常重視人體本身的統一性、完整性，以及其與自然界的相互關係。它認為人體是一個有機整體，構成人體的各個組成部分之間，在結構上是不可分割的；在功能上是相互協調、相互為用的；在病理上是相互影響著的。同時認為人體與自然環境有密切關係，在人類適應自然和改造自然的鬥爭中，維持著機體的正常生命活動。這種內外環境的統一性、機體自身整體性的思想，稱之為整體觀念。

整體性的觀念有兩大核心：
（一）陰陽互為根本，互相約制，相輔相成。
（二）五行木、火、土、金、水之相生相剋。

貳 辨證論治

辨證論治是中醫認識疾病和治療疾病的基本原則。

「證」是機體在疾病發展過程中，某一階段的病理概括。它反映疾病發展過程中，某一階段病理變化的本

質。所謂「辨證」，就是辨別證型，將四診（望、聞、問、切）所收集的資料，通過分析、綜合，辨清疾病的原因、性質、部位以及邪正之間的關係，然後概括、判斷為某種性質的證。

例如：

(一) 八綱辨證

陰、陽、表、裏、寒、熱、虛、實等八大證型。

(二) 臟腑辨證

辨清病是在臟 ➡ 肝、心（心包）脾、肺、腎；
或在腑 ➡ 膽、小腸、三焦、胃、大腸、膀胱。

還有：經絡辨證、三焦辨證、氣血津精辨證等。

「論治」又稱施治，它是根據辨證的結果，來確立相應的治療方法。辨證是決定治療方法的前提和依據，論治是治療疾病的手段和方法。例如針對八綱辨證而有汗、吐、下、和、溫、清、補、瀉的治病八大法，而方從法出，治法是根據中醫理論來組藥成方，因此理法方藥環環相扣。

陰陽學說

陰陽學說

 壹 陰陽學說的概念

　　陰陽是中國古代哲學的一對範疇。中醫學運用陰陽「相互對立制約和互相協調轉化」的特點，來作為診治疾病的指導原則。

　　古代陰陽家看到一切現象都有正反兩方面，就用「陰陽」這個概念，來解釋自然界對立和消長的物質勢力。最初的涵義是指日光的向背，向日為陽，背日為陰，後來引申為氣候的冷暖；方位的上下、左右、內外；運動狀態的躁動和寧靜等。一般來說，凡是劇烈運動著的、外向的、上升的、溫熱的、明亮的，都屬於陽；相對靜止的、內守的、下降的、寒冷的、晦暗的，都屬於陰。人體臟腑組織的陰陽屬性，就大體部位來說，上部為陽，下部為陰；體表屬陽，體內屬陰。就其背腹四肢內外側來說，背腰部為陽，胸腹部為陰；四肢外側為陽，內側為陰。以臟腑而言，五臟屬裏為陰；六腑屬表為陽。

　　事物的陰陽屬性並不是絕對的，而是相對的。這種相對性，一方面表現為在一定條件下，陰和陽之間可以發生相互轉化，即陰可以轉化為陽，陽也可以轉化為陰；另一方面，體現於事物的無限可分性。例如：晝為陽，夜為陰；上午與下午相對而言，則上午為陽中之陽，下午為陽中之陰；前半夜與後半夜相對而言，則前半夜為陰中之陰，後半夜為陰中之陽。

貳 陰陽學說的五大基本內容

一 陰陽交感

　　為陰陽二氣在運動中相互感應而交合的過程。陰陽交感是萬物化生的根本條件。

二 陰陽的對立制約

　　動極者鎮之以靜，陰亢者勝之以陽。陰陽學說認為：自然界一切事物或現象，都存在著相互對立的陰陽兩面，如上下、天地、靜動、冷熱等。陰陽既是對立的又是統一的，而統一是對立的結果。

　　陰陽兩個方面的相互對立，主要表現在它們之間的相互制約和相互鬥爭。制約與鬥爭的結果，取得了統一，也就是調整為動態平衡。人體之所以能進行正常的生命活動，就是陰與陽相互對立與制約，進而取得統一（動態平衡）的結果。如果這種動態平衡遭到破壞，就會導致疾病的形成。

三 陰陽的互根互用

　　陰在內，陽之守也；陽在外，陰之使也。陰陽兩個方面，既是相互對立，又是相互依存、相互為用。陰依存於陽，陽依存於陰，任何一方都不能脫離另一方而單獨存在，雙方都是以對方的存在作為自己存在的條件。

　　陰陽相互依存的關係，稱之為「陰陽互根」。

四 陰陽的消長平衡

　　陰和陽之間的對立制約、互根互用，並非靜止不變的狀態，而是處於「陰消陽長」或「陽消陰長」的運動變化。

在一定限度內，陰陽之間不斷的互為消長，保持著陰陽的動態平衡，維持著事物正常的發展變化。

五 陰陽相互轉化

「重陽必陰，重陰必陽、寒極生熱，熱極生寒」。

陰陽轉化是指陰陽對立的雙方，在一定的條件下，可以各自向其相反的方向轉化，即陰可以轉化為陽，陽也可以轉化為陰。

陰陽互相轉化，一般都表現在事物變化的「物極」階段，即「物極必反」。如果說「陰陽消長」是一個量變的過程，則陰陽轉化便是在量變基礎上的質變。

而陰陽學說被廣泛應用於中醫學的各個領域，用以闡明人體的生理功能、病理變化，並指導臨床的診斷和治療，是中醫學最重要的理論基礎。

參 調整陰陽是中醫治病總綱

（以下圖解釋說明。）

一 病理機轉

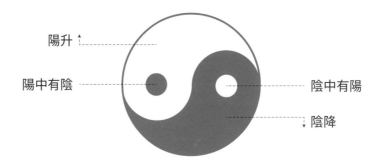

陰陽互相對立，互相協調與制約。

健康者－陰平陽秘。

偏盛偏衰即是有病。例如：陽盛陰衰或陰實陽虛。

陰：器質性（實體）；陽：功能性。

病理機轉的過程為：平 ➡ 病 ➡ 死

平 ➡ 重點在養生；病 ➡ 重點在防止惡化。

三 健康者－陰平陽秘

（以陰陽數字 2:2 相等代表「陰平陽秘」健康狀態，2.2 代表偏盛，1.8 代表偏衰為例解釋說明）

病機的四種類型

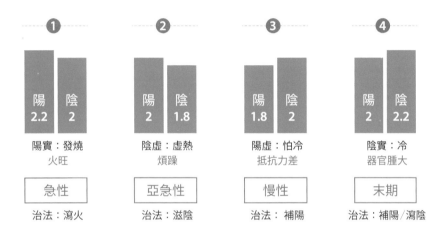

中醫七大學說皆用陰陽、五行作為說理工具。故不懂陰陽、五行（木火土金水）就是不懂中醫。

肆 陰陽失調就是偏盛或偏衰

人之所以發病，係因機體的陰陽平衡關係失去協調，造成陰陽某方偏盛或偏衰。陰平陽秘，精神乃治。因此調整陰陽，使機體的陰陽平衡狀態重新恢復，為臨床治療的基本原則。

一 損及偏盛

當陰陽某方過剩，造成陰或陽偏盛的病證，臨床採用「損其有餘」的方法治療。如陽盛則熱，就用寒性藥物來治療陽的有餘，即熱者寒之；陰盛則寒，就用熱性藥物來治療陰的有餘，即寒者熱之。

二 補其偏衰

當陰陽的某方虛損不足時，造成陰或陽偏衰的病證。臨床採用「補其不足」的方法來治療，常見有陰虛證、陽虛證或陰陽兩虛證。例如陰虛則熱，應滋陰以制陽，採取壯水之主、制陽光之法 —— 方用：六味地黃丸；若陽虛則寒，則應補陽以制陰，採取益火之源、消陰翳之法 —— 方用：桂附地黃丸。若為陰陽兩虛，則應陰陽雙補 —— 方用：龜鹿二仙丸。

陰陽是臨床辨證的總綱，疾病的變化，常以陰陽失調來加以概括，例如表裏出入、寒熱進退、邪正虛實、上下升降和營衛不調、氣血失和等，都是陰陽失調的具體表現。治療疾病也是以調整陰陽為綱領，例如解表攻裏、寒熱溫清、虛實補瀉、升清降濁及調和營衛、調理氣血等治法，都屬於調整陰陽的運用。

第四堂課

五行學說

五行學說

壹 中醫的五行生剋治病論

中國的「陰陽五行」學說，其相生相剋原理，堪稱為全世界最進步的思想體系。陰陽家認為：宇宙自然界的一切變化，皆是木、火、土、金、水五個元素互相關聯，相生相剋循環不已的現象。五行學說是將宇宙間一切事物的屬性，以取象比類法及推演絡繹法，歸類為「木火土金水」五種元素：木曰曲直、火曰炎上、土曰稼穡、金曰從革、水曰潤下。

中國的醫學先知運用陰陽家的五行理論，把人體的臟腑連接成互相聯繫的整體，是一種具有高科學觀念的理論體系。他們認為自然界是個大宇宙，而人體是個小宇宙，將「天人合一」觀念及大宇宙與小宇宙的對應關係，作為中醫治病的論理法則。「五行生剋理論」所指的木火土金水，是將宇宙中萬物變化的型態歸納成五種現象。木並非木頭的木、火並非燃燒中的火、土並非泥土的土、金並非金銀的金、水也不是大家所喝的水，而是因為「木」最能象徵物體向四方放射的趨向，所以取「木」代表向四方放射的現象；「火」最能象徵物體向上的趨向，所以取「火」代表上升的現象；「土」最能象徵物體左右移動的趨向，所以取「土」代表向左右移動的現象；「金」最能象徵物體向中心凝聚的趨向，所以取「金」代表向中心凝聚的現象；「水」最能象徵物體向下的趨向，所以取「水」代表下降的現象。

五行運行於宇宙間，既相生又相剋。生是資助之意，而剋為制約之意。

「五行相生」是指：木生火、火生土、土生金、金生水、水生木、木又生火，週而復始，循環不已。

「五行相剋」是指：火剋金、金剋木、木剋土、土剋水、水剋火。

除相生及相剋之外，還有制化、相乘及相侮的關係。

「五行制化」是指五行相生關係中又有相剋的關係，例如水生木、木生火，但水卻剋火；金剋木、木剋土，但土卻能生金。

「五行相乘」是指五行之中若一行太過或不及，會產生正剋現象，例如：木如太過會剋制到土，稱為木盛剋土；木如不及會受金之剋制，稱為金盛剋木。

「五行相侮」是指五行之中，若有一行太過或不及，也會產生反剋現象，例如木太過，則金不能剋木，反而受木反剋，稱為木盛侮金；或木如不及，則不但受金正剋，而且受土之反剋，稱為土盛侮木。（參見 P.23 五行生剋關係模式圖）。

中國名醫扁鵲（秦越人）著《難經》一書來闡釋《黃帝內經》。他應用「五行學說」之基本規律，來說明病因的來源、病機的傳變以及預後的吉凶，並創立「虛則受剋，旺不受邪」的理論。《難經》對五行與自然現象、人體的生理現象及病理現象，有非常具體的說明（參見 P.21 五行與《難經》臟象系統歸類表）。醫者若能掌握五行規律及生剋原理，並運用到五臟系統，則病雖萬千實則五類而已。

貳 五行與《難經》藏象系統歸類表

	五行	木	火	土	金	水	33 難
生理現象	五臟	肝	心	脾	肺	腎	38 難
	五腑	膽	小腸	胃	大腸	膀胱	38 難
	陰經	足厥陰	手少陰	足太陰	手太陰	足少陰	18 難
	陽經	足少陽	手太陽	足陽明	手陽明	足太陽	18 難

五行		木	火	土	金	水	33難
生理現象	五合	筋	脈	肌肉	皮膚	骨	5難
	五官	目	舌	口	鼻	耳	37難
	五藏	魂	神	意智	魄	精志	34難
病理現象	五志	怒	笑	思	悲	恐	16難
	五聲	呼	言	歌	哭	呻	34難
	五音	角	徵	宮	商	羽	61難
	五色	青	赤	黃	白	黑	34難
	五臭	臊	焦	香	腥	腐	34難
	五味	酸	苦	甘	辛	鹹	34難
	五液	泣	汗	涎	涕	唾	34難
	五脈	弦	大	緩	濇	沉	13難
自然現象	四時	春	夏	長夏	秋	冬	74難
	五方	東	南	中	西	北	15難
	五邪	中風	傷暑	飲食勞倦	傷寒	中濕	49難
	五色	青	赤	黃	白	黑	34難
	五味	酸	苦	甘	辛	鹹	34難

　　五行學說在中醫學中扮演極重要的地位，有關人體的生理、病理及臨床的診斷與治療，均以五行為中心做「整體性」思維，而五行學說是研究五行的特性及其生剋乘侮規律，並用於防治疾病的指導原則。

二 五行的相生相剋及制化

（一）五行相生：相生為相互資生、助長和促進。

　　木生火 ➡ 火生土 ➡ 土生金 ➡ 金生水 ➡ 水生木

（二）五行相剋：相剋為相互剋制、制約。

　　木剋土 ➡ 土剋水 ➡ 水剋火 ➡ 火剋金 ➡ 金剋木

（三）五行制化：五行之間相互生化，相互制約。

（四）五行相乘：乘即乘虛侵襲之意，是指相剋的程度超過正常制約，使得被剋者更加虛弱。

　　木乘土，土乘水，水乘火，火乘金，金乘木。

（五）五行相侮：侮即欺侮恃強凌弱之意，是指被剋者強於反侮其剋者。

　　土侮木，木侮金，金侮火，火侮水，水侮土。

參 五行生剋關係模式圖解說

一 五行生剋關係模式圖

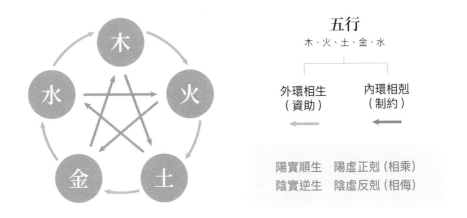

三 五行：木、火、土、金、水

（一）外環相生

木生火、火生土、土生金、金生水、水生木。（熟背木火土金水排列順序）

《難經》：生我者為母，我生者為子。

（二）內環相剋

木剋土、土剋水、水剋火、火剋金、金剋木。

《內經》：剋我者為所不勝，我剋者為所勝。

（三）實者生：順生或逆生；虛者剋：正剋或反剋

❶ **陽實順生**，例如：木生火，火生土。

❷ **陰實逆生**，例如：火逆生木。

❸ **陽虛正剋（相乘）**，例如：木剋土，即木乘土虛而剋之，是正剋。

❹ **陰虛反剋（相侮）**，例如：土反剋木，即土強木虛而反侮之，是反剋。

肆 五行學說在中醫學的應用

一 五臟入五行生理功能及相互關係

心－火、肺－金、脾－土、肝－木、腎－水

二 五臟病變的相互影響

（一）相生關係的傳變

❶ **母病及子**：疾病的傳變從母臟傳到子臟。

❷ **子病及母**：疾病的傳變從子臟傳到母臟。

（二）相剋關係傳變：相乘與相侮。發生的條件：某一行太強或太弱。

❶ **五行相乘**：相乘為過度的克制。木乘土，土乘水，水乘火，火乘金，金乘木。

❷ **五行相侮**：相侮即反剋。木侮金，金侮火，火侮水，水侮土，土侮木。

三 五行學說用於疾病的診斷

例如眼白色青為肝有病、臉色黑表示腎病。

四 五行學說用於疾病的治療

（一）指導臟腑用藥：藥物的顏色、氣味。

（二）控制疾病的傳變：見肝之病，知肝傳脾，當先實脾。

（三）確定治則和治法

❶ **治則**：相生—虛則補其母，實則瀉其子。相剋—抑強扶弱。
❷ **治法**：相生治法與相剋治法如下：

項目	說明	
相生治法	滋水涵木法	培土生金法
	益火補土法	金水相生法
相剋治法	抑木扶土法	佐金平木法
	培土治水法	瀉南補北法

第五堂課

藏象（臟腑）學說

藏象（臟腑）學說

藏象學說：是研究臟腑功能作用的學說。藏象的「藏」是指藏於體內的內臟（五臟六腑）；「象」是指內臟的生理功能及病理變化表現於外的現象。藏象學說是以研究臟腑的形態和生理、病理為目標的中醫特有理論。

臟腑的基礎知識

臟腑，是內臟的總稱。按照臟腑的型態結構和生理功能特點，可分為五臟、六腑和奇恆之腑三類。

臟即肝、心、脾、肺、腎，合稱為「五臟」；腑即膽、小腸、胃、大腸、膀胱、三焦，合稱為「六腑」；奇恆之腑即腦、髓、骨、脈、膽、女子胞（子宮）。

五臟的共同生理特點是「化生和貯藏精氣」；六腑的共同生理特點是「受盛和運化水谷」。而奇恆之腑，則是這些器官，其形態雖像腑而功能卻像臟。奇恆之腑的功能不直接參與水谷的消化、吸收和排泄，而具有類似臟的貯藏精氣作用，因而被稱為奇恆之腑。

中醫學中的臟腑名稱，雖與現代解剖學的臟腑名稱相同，但在生理、病理的涵義，卻不完全相同。中醫藏象學說中的一個臟腑，其生理功能，可能包含了現代解剖生理學中多個臟器的生理功能；而現代解剖生理學中的一個臟器的生理功能，可能分散在藏象學說的幾個臟腑的生理功能之中。這是因為中醫學所講的臟腑，並不單純是一個解剖學的概念，更是一個生理學和病理學的概念。藏象學說是以五臟為中心的整體觀，將臟腑分陰陽，並互為表裏。臟為陰為裏，腑為陽為表。

下面將人體各臟腑按其表裏關係，簡單介紹如下：

一 心與小腸

心居胸中，有心包護衛於外。心為神之居、血之主、脈之宗，在五行屬火，主宰生命活動作用。其生理功能主要有兩方面，一是主血脈，二是主神態。心不但包括心、血、脈在內的完整的循環系統，而且還包括主宰精神、意識和思維活動。

心開竅於舌，其華在面，在志為喜，在液為汗。手少陰心經與手太陽小腸經之間相互絡屬，故心與小腸相為表裏。小腸的主要生理功能是受盛、化物和泌別清濁。

二 肺與大腸

肺位於胸腔，左右各一，在五行屬金。其主要生理功能是主氣司呼吸、主宣發肅降、通調水道，朝百脈而主治節，以輔佐心臟調節氣血的運行。

肺上通喉嚨，外合皮毛，開竅於鼻，在志為憂，在液為涕。手太陰肺經與手陽明大腸經相互絡屬，故肺與大腸相為表裏。大腸的主要生理功能是傳化糟粕。

三 脾與胃

脾位於中焦，在膈之下，在五行屬土。其主要生理功能為主運化、升清和統攝血液。

脾開竅於口，其華在唇，在志為思，在液為涎，主肌肉與四肢。足太陰脾經與足陽明胃經相互絡屬，故脾與胃相為表裏。

胃的主要生理功能是受納與腐熟水谷，而胃以降為順。脾和胃同屬於消

化系統的主要臟器，而機體的消化運動，主要依賴於脾和胃的生理功能。

　　機體生命活動的持續和氣血津液的生化，都有賴於脾胃運化的水谷精微，所以稱脾胃為氣血生化之源的「後天之本」。脾的生理特性是主升和喜燥惡濕；胃的生理特性是主降和喜潤惡燥。

四 肝與膽

　　肝位於腹部，在橫膈之下、右脅之內，在五行屬木，其主要生理功能是主藏血、主疏泄。

　　肝開竅於目，主筋，其華在爪，在志為怒，在液為淚。肝的生理特性是喜條達而惡抑鬱，主升主動，其氣易亢易逆。肝與膽之間，不僅有足厥陰肝經與足少陽膽經相互絡屬，而且肝與膽本身也直接相連，故相為表裏。膽的主要生理功能是貯存和排泄膽汁。

五 腎與膀胱

　　腎位於腰部，在脊柱兩旁，左右各一。由於腎臟有「先天之精」，為臟腑陰陽之本，生命之源，故稱腎為「先天之本」。腎在五行屬水，其主要生理功能為藏精，主生長、發育、生殖和水液代謝。

　　腎主骨生髓，外榮於髮，開竅於耳和二陰，在志為恐為驚，在液為唾。不但有足少陰腎經與足太陽膀胱經相互絡屬，而腎與膀胱在水液代謝方面亦直接相關，故腎與膀胱相為表裏。膀胱的主要生理功能是貯尿和排尿。

六 心包與三焦

　　心包是指包在心臟外面的包膜，具有保護心臟的作用。所以當外邪侵襲心時，心包首先代心受邪而病。

　　手厥陰心包經與手少陽三焦經相互絡屬，故心包與三焦互為表裏。三焦是通行元氣和水液運行的通道，而三焦是上焦（胸腔）、中焦（腹腔）脾胃、下焦（盆腔）的合稱。

經絡學說

經絡學說

經絡學說是研究經絡系統的學說,而研究經絡治病的醫學就稱之為「經絡醫學」。它是中醫學中最具特色的部分。

「經絡」是經脈與絡脈的總稱,而「經脈」包括十二正經與奇經八脈,是縱行的幹線,其中十二經脈包括附屬於十二經脈的十二經別、十二經筋與十二皮部;「絡脈」是從正經的絡穴分出,連接縱行經脈的橫向支脈,共有十五絡脈,即自十二經及任督二脈各自出一絡,加上脾之大絡,共十五條絡脈,主要作用是加強表裏經之間的體表聯繫。

絡脈遍布全身,與十二皮部,同負表皮營衛的責任,亦可能與解剖學中血管淋巴等組織相呼應。十五絡脈外還有分支,即浮絡、孫絡等。

經絡醫學是中醫的最大特色,因它將臟腑學說與經絡學說結合,所以學中醫如果不懂臟腑經絡,開口動手皆錯。

壹 十二經脈

十二經脈即肺、大腸、胃、脾、心、小腸、膀胱、腎、心包、三焦、膽、肝十二條經脈。

一 十二經脈的組成原理

十二經脈各有左右對稱的兩條經脈。它的命名是以經脈所聯屬臟腑的名稱,和循行的主要部位而定,其具體以下列為原則:

（一）先分手足

（二）次分陰陽

（三）再分臟腑。

　　例如連屬肺臟就稱肺經、循行於上肢手部稱手經、循行於下肢足部稱足經。與臟相連行於內側為陰經；與腑相連行於外側者為陽經，因此十二經脈的組成公式為：

手或足＋陰或陽＋臟或腑＝經脈

三 十二經脈的循行規律

　　十二經脈的循行有一定的規律，分成三階段：

（一）一陰一陽一陽一陰（先由胸走到手）

（二）一陰一陽一陽一陰（再由手走到頭）

（三）一陰一陽一陽一陰（再從頭走到足）

從胸走到手 ➡ 從手走到頭 ➡ 從頭走到足 ➡ 再由足走回胸腹。即：

（一）手太陰肺經 ➡ 手陽明大腸經 ➡ 足陽明胃經 ➡ 足太陰脾經。

（二）手少陰心經 ➡ 手太陽小腸經 ➡ 足太陽膀胱經 ➡ 足少陰腎經。

（三）手厥陰心包經 ➡ 手少陽三焦經 ➡ 足少陽膽經 ➡ 足厥陰肝經。

林博士
口訣　　◆　肺大胃脾 ➡ 心小膀腎 ➡ 包焦膽肝。

貳 奇經八脈

　　奇經八脈即督脈、任脈、沖脈、帶脈、陰維脈、陽維脈、陰蹺脈、陽蹺脈等八條經脈。這八條經脈為甚麼稱為奇經呢？是因為它們沒有直接與

臟腑聯繫，也沒有表裏關係，不同於十二正經，故稱奇經。

　　奇經八脈與十二正經有交叉聯繫，具有調節十二經脈氣血的作用。四肢部的八脈交會穴是奇經八脈與十二正經的交叉口，而此八穴能治奇經病又能治正經病，是穴道治病的精華。八脈交會穴是：手部的後谿、列缺、內關、外關。和足部的公孫、臨泣、照海、申脈。

林博士 口訣	後谿列缺內外關、公孫臨泣照申脈。

參 經絡系統發揮

　　經脈與絡脈不僅是運行人體氣血的通道，更是人體各部之間的聯繫通路。因為每個人的：❶ 體表與體表之間、❷ 內臟與內臟之間、❸ 體表與內臟之間，都是由於經絡系統的聯繫，才能構成有機的整體。

　　研究經絡治病的醫學稱為「經絡醫學」，現在廣受歐美各國的推崇。西德有兩萬多家醫院附設針灸科與疼痛治療科，全都以針灸、推拿、指壓經穴來治病。但美國只承認中醫的針灸與指壓療效，不承認中藥的治病效果。

　　穴位是指腧穴的位置，它是經絡運行氣、血、津、精通達於體表的特殊部位，也是經脈之氣和神氣所游行出入之處。在身體正常時通行營（血）衛（氣），而異常時反應病痛。

　　人體十四經脈包括：

一 十二正經

　　即肺、大腸、胃、脾、心、小腸、膀胱、腎、心包、三焦、膽、肝，各有左右對稱的兩條經脈。

二 奇經八脈

位於人體前後正中線的任、督兩脈有自己專屬穴位，其餘的沖脈、帶脈、陰維脈、陽維脈、陰蹻脈、陽蹻脈大脈都是藉用其他經脈的穴位組成，而無自己專屬穴位。

人體的穴位在八脈十二經的廿條經脈上共有 361 個腧穴，而不屬於經脈上的穴位叫經外奇穴（常用的約有 48 個），它們都有固定的名稱。另有一種以痛為腧，即哪裡痛就取該處的穴位，稱為天應穴，也就是大家熟知的阿是穴。全身密密麻麻的經穴看似無從下手，其實掌握住經穴治病的訣竅，就可以運用自如了。

三 經穴治病的訣竅，可掌握幾項大原則

（一）人身十二經脈均連結臟腑，它將氣血津精等精微物質，由體內運行到達手足的指趾之端，並且有一定的循行規律：先由胸走到手 ➡ 再由手走到頭 ➡ 再從頭走到足 ➡ 再由足走回胸腹。每條經脈上的穴位，均有其共通性及特異性，也有雙向傳導的功能。因此順經傳導為補法；逆經傳導為瀉法。正因為每條經脈上的穴位均有其共通性，故治病取穴，有寧失其穴、勿失其經的原則。

（二）十二正經的經氣，從手足指趾之端至肘膝的四肢部位有五大轉折點。經氣在經脈運行途中，由衰而盛、由少增多的五個重要穴位為「井穴」如水之出；「滎穴」如水之流；「俞穴」為水之注；「經穴」為水之行；「合穴」為水之入。它是臨床配穴最為常用的穴位，因為既安全又有效，所以很多針灸醫師通常用肘膝以下的五俞穴來治病，邪氣過盛時，就取滎穴用瀉法祛除病邪；正氣不足時，就取合穴用補法來增加元氣。現在遍佈各地的手足按摩院具有療效，即是因臟腑透過經脈循行至手足，而各美容院的洗頭、做臉，也是以經脈會由手走到「頭」、由「頭」走到足連接臟腑為根據。因為萬病根源在於經絡不通，而不通之處就在穴位，故循經取穴治療，可以達到治病的效果。這是依據經絡所至主治可及、經穴所通其病可癒的治則。

（三）十二正經與奇經八脈均循行於胸腹、背腰部位：從頭走足的經脈循行在背部的膀胱經，其內側線上均有十二臟腑之氣輸注的儲存點，稱為「背俞穴」，而背俞穴也是神經傳導的總源頭。位於脊柱上的督脈穴則為神經根所在，這些背俞穴是治療陰性病證（臟病、寒證、虛證）的最關鍵穴位。故按壓背部、脊柱刮痧和踩蹻踏背均以背俞穴為依據。

而從頭走足或由足走回胸腹的腎、胃、脾、肝等經，和任脈的經氣均有「結聚」於胸腹部的穴位，稱為募穴，這些募穴是治療陽性病證（腑病、熱證、實證）的最關鍵穴位。

因為中醫治病的最高原則為調整陰陽，故一方面從背部的「俞穴」調補五臟，而五臟為貯藏精氣的器官，能補不能瀉，故採用補法（順經而治或用輕柔手法）；另一方面從胸腹部的「募穴」調整六腑，而六腑為傳導的器官，要保持暢通，故能瀉不能補，所以採用瀉法（逆經而治或用較重手法）。（註：經絡系統的進一步探討及發揮詳見第十六堂課、第十七堂課及三篇附錄。）

第七堂課

氣血津液學說

氣血津液學說

氣、血、津液是維持人體生命活動的物質基礎，是構成人體的三大基本要素。氣血津液學說是闡述氣、血、津液的生成、代謝，和調節功能及病理變化的理論。

「氣」是不斷運行，且具有一種超強活力的精微物質，而氣行則生，氣停則死。「血」是一種隨氣循環全身的液態物質，具有極高的營養和滋潤作用。津液則是人體一切正常水液的總稱。氣、血、津液對人體的組織、器官、臟腑、經絡提供生理活動所需要的能量，故西醫偏重於血而中醫偏重於氣。

氣是中醫的核心價值

中醫重視氣，而西醫重視血，西醫從病患的血管抽取血液來檢驗，因而得知是患何病；而中醫則用三隻手指頭，輕按病患手腕部的血管（寸口）把脈，感受血脈中氣的震動，因而得知是患何病。中醫學是以「氣」的運動變化，來解說人體生命的活動的徵象。氣的運動，中醫學稱作「氣機」。氣機是否調暢，決定一個人是否有功能性的病症，而它不是抽血能檢測出來的。中西醫各因重視而深化研究領域，因此西醫擅長治血，中醫擅長治氣。

一 氣的種類

人體的氣根據組成、分佈和功能的不同而有不同的名稱。

（一）元氣

又名原氣或真氣，是根源於腎，由腎中精氣化生，是人體生命活動的原動力。元氣以三焦為通道，通過三焦流行於全身，內至臟腑、外達肌膚腠理，並推動、溫煦並激發各組織、器官、臟腑、經絡的生理活動，具有促進生長和發育的作用。

（二）宗氣

宗氣是指胸中（心、肺、胃）之氣。胸中宗氣積聚之處稱為「氣海」，即膻中穴，故常被誤指中氣。宗氣是以肺從自然界吸入的清氣，結合脾胃從飲食運化生成的水穀精氣而成。

宗氣有兩大功能：一為「走息道行呼吸」，所以語言、聲音和呼吸的強弱，都取決於宗氣的盛衰。另一個功能是「貫心脈行氣血」，故氣血的運行、肢體的寒溫和活動力、視聽的感覺能力、心臟的博動力都與宗氣的盛衰相關。

（三）營氣

營是營養、營運之意。營氣是來自脾胃運化的水穀精氣中「精華部份」所化生，因營氣是行於血脈中之氣，故有營養周身與化生血液的兩大功能。營與血密不可分，中醫學常常將營血並稱，而醫古文中「營與榮」相同，因此中醫藥名方「人蔘養榮湯」是氣血津液同病的最佳方劑。

（四）衛氣

衛氣是水穀精氣中「慓悍部份」所化生，其流動迅速，活動力又特別強，且不受脈管約束，因此運行於血脈之外、皮膚與分肉之間，熏於肓膜，散佈於胸腹。衛氣有三大功能：一是「護衛肌表，防禦外邪」，二是溫養臟腑、肌肉、皮毛，三是調控腠理的開合、汗液的排泄，以維持體溫的恆定。

人體除上述四種氣之外，還有臟腑之氣、經絡之氣等名稱，它們其實都是元氣派生的。

三 氣的生理功能

氣是維持人體生命活動的最基本物質，歸納起來具有五大功能。

（一）推動作用

氣的盛衰決定機體的強弱，也影響生長發育。如果氣的推動作用減弱，會引起血虛、血瘀和水液停滯等病理變化。

（二）溫煦作用

氣是人體熱量的來源。如果氣的溫煦作用減弱，會出現四肢不溫、或體溫低下、畏寒喜熱、血和津液運行遲緩等「寒證」的徵象。

（三）防禦作用

氣的防禦作用如果減弱，外邪就乘虛而入，造成全身抗病能力下降，就容易生病。

（四）固攝作用

氣的固攝作用主要是針對血液及津液，防止其無故流失。如果氣的固攝作用減弱，會導致體內液態物質大量流失。如氣不攝血，就會出血；氣不攝津，就會導致自汗、多尿或小便失禁、流涎、泛酸，甚至瀉泄滑脫；氣不固精，就會出現遺精、滑精及早泄等症狀。

（五）氣化作用

氣化就是氣因為運動而產生的變化，其實是指氣、血、津液各自的新陳代謝及互相轉化。轉化程序例如：飲食轉化成水穀精氣，再化生成氣、血、津液，再經代謝轉化成汗液、尿液。如果氣的氣化作用減弱，會導致各種代謝異常的病變。

氣的五種作用需密切合作，相互為用，缺一不可。

三 氣的運動

氣的運動有特殊的專有名詞，稱為「氣機」。氣的運動可歸納為升、降、出、入四種運動形式。人體的臟腑、經絡都是氣的升、降、出、入場所。例如肺主呼吸宣肅：呼就是氣出、吸就是氣入；宣發是升，肅降就是降。再如脾胃之氣的運化功能：脾主升清陽，胃主降濁陰。

氣的升、降、出、入功能失調，稱為氣機失調，就會出現氣病，例如：氣滯（會導致血瘀）、氣逆（脹氣、打嗝）、氣結、氣陷、氣脫、氣閉等症，這類疾病是西醫的盲點，卻是中醫的專長。

貳 血的生成與運行

血是構成人體和維持生命活動的基本物質，是由營氣與津液所組成。它們都是將人體攝入的飲食物，經由脾胃吸收消化後的水穀精微轉化生成。血循行於脈中，內通臟腑、外達皮肉經筋，具有營養和滋潤全身的功能。

氣為血帥，血為氣母，血在脈中運行不息，主要是靠氣的「推動作用」，而血在脈中運行不會溢出脈外，是靠氣的「固攝作用」。血液的正常運行，與五臟功能的互相協調密切相關。例如：心的搏動推動血的運行、肺的宣發、肝的疏泄，都是幫助推動和促進血液運行。

血的病理變化中，以營養不足或脾胃虛弱引起的血虛，及氣滯導致的血瘀最常見。如果血虛或血熱進一步運行失常，則出現例如精神衰退、健忘症，或失眠、多夢，或煩躁，甚至可見神志恍惚、驚悸不安、以及神志失常的譫語癲狂等證。

參 津液的概念

津液包括全身各臟腑、組織、器官的內在體液,是體內一切水液的總稱。津和液都是依賴脾胃的運化功能化生而成。其中性狀較清稀、流動性較大,且遍佈於體表皮膚、肌肉、孔竅,並能於血脈,起到滋潤作用者,稱為「津」。性質較稠厚、流動性較小,且灌注於骨節、臟腑及腦、髓等組織,能起到濡養作用者,稱為「液」。

津液的生成、輸佈與排泄,牽涉到多個臟腑的配合,《黃帝內經‧素問》的〈經脈別論篇〉就指出:「飲入於胃,游溢精氣,上輸于脾,脾氣散精,上歸於肺,通調水道,下輸膀胱,水精四佈,五經並行。」說明了津液的生成是依賴於脾胃對食物運化的功能;津液的輸佈是依靠脾的散精和肺的通調水道功能;津液的排泄是依靠汗液、尿液以及隨呼吸排出水氣。

津液的升降出入是由於腎的蒸騰作用,以三焦為通道,隨著氣的升降出入運動,遍佈全身循環不已。津液的生成、輸佈與排泄如果失衡,會造成傷津脫液的病變,導致皮膚乾燥龜裂、口唇燥裂、鼻乾,甚至肺燥乾咳、胃燥口渴、腸燥便秘等症。

病因病機學說

病因病機學說

　　病因病機學說以整體觀的理論，直接指導臨床的辨證論治，是中醫的唯一病理學。它主要闡述各種致病因素的概念、形成、性質，和疾病發生的原理、特點，及其所致病證的臨床表現。病因病機學說分成病因及病機兩個部份。

壹 病因學說

　　病因是指一切破壞人體相對平衡狀態，而引起疾病的原因。中醫的病因主要是以病症不同的臨床表現為依據，包括外因（外感六淫：風寒暑濕燥火）、內因（內傷七情：喜怒憂思悲恐驚），和不內不外因（飲食失宜、勞逸失度、跌打損傷……）。

一 人為何會生病？

(一) 宋朝名醫陳無澤提出『三因論』最簡明扼要，他歸納為以下三點：

❶ **外因致病**：六淫及疫癘的外氣所傷而產生的疾病，源於自然界的風、暑、濕、燥、寒、火過度或不及所造成。

❷ **內因致病**：七情是人體面對客觀的事物，所引起的喜、怒、憂、思、悲、恐、驚七種情志變化。一般情況是屬於正常範圍，但在突然、強烈、或長期刺激的情況下，超過了機體的負荷及生理調節範圍，使臟腑氣血混亂，才會導致內因病。而人生變化無常，面對事物引發的七情過度，需用智慧來調節，並透過辨證求因用疏導法論治。

❸ **不內不外因**：飲食不節、房事過度、跌打損傷、蟲獸咬傷等所造成的疾病，通稱為不內不外因。

（二）漢代名醫張仲景提出的『千般疢難不越三條』：

❶ **一者中虛**：經絡受邪入臟腑，為內所因也。

❷ **二者中實**：四肢九竅，血脈相搏，壅塞不通，為外皮膚所中也。

❸ **三者房事、金刃蟲獸所傷**：非由中外虛實，感召其邪，是為不內外因。以此三者詳之，千般疢難，病由都盡。

張仲景被後代尊為『醫聖』，其學說影響至今，故全世界很多人多稱中醫為『漢醫』，可見張仲景的影響力。

（三）《黃帝內經‧素問》提出 ➡ 氣血不順百病生：

「氣血」就是支配內臟的能量，而能量流動的通道，稱為「經絡」。因能量順經絡循行灌注全身，若能量流動紊亂，就會導致各種疾病。能量紊亂的狀態，包括自律神經平衡失調的狀態，和體內循環系統發生紊亂。萬病歸經絡，故治病在經穴，而經絡不通則病，通則不病。（註：參見第六堂課經絡學說及第十六堂課經絡醫學。）

貳 病機學說

病機學說是辨證論治的核心，是中醫最難掌控的部份，而作者臨證處方用藥的規律有一個常規：【（病因＋病機＋病位）＋症狀】＝處方。

這是作者學醫 20 多年直到博士班畢業才悟出的結論。因此作者在面對病患時，先審證探求「病因」，再抓緊疾病發展的「病機」。確定「病位」後，才立法選擇「對證用藥」的方劑，再參酌出現的症狀加上「對症用藥」的 2-4 位單味藥。

從病因的角度探求病機，一般來說，外感六淫的病機變化是「邪正相爭」的階段性，而內傷七情的病機變化是「陰陽失調」或「氣血失調」，這是最基本的病機。

邪是指病邪，正是指正氣，邪正相爭是指：當致病的邪氣侵入人體後，引起人體免疫抗病能力的正氣與其相鬥爭，而產生的病理變化。陰陽失調是指機體在疾病發生發展的過程中，因為致病因素的影響，導致機體的陰陽失去相對平衡，產生偏盛或偏衰的病理變化。除了「邪正相爭」與「陰陽失調」或「氣血失調」最基本的病機之外。最值得熟記的就是《黃帝內經·素問》所提出的十九條病機，摘錄如下：

（一）諸風掉眩，皆屬於肝。

（二）諸寒收引，皆屬於腎。

（三）諸氣膹鬱，皆屬於肺。

（四）諸濕腫滿，皆屬於脾。

（五）諸熱瞀瘛，皆屬於火。

（六）諸痛癢瘡，皆屬於心。

（七）諸厥固泄，皆屬於下。

（八）諸痿喘嘔，皆屬於上。

（九）諸禁鼓慄，如喪神守，皆屬於火。

（十）諸痙項強，皆屬於濕。

（十一）諸逆沖上，皆屬於火。

（十二）諸脹腹大，皆屬於熱。

（十三）諸躁狂越，皆屬於火。

（十四）諸暴強直，皆屬於風。

（十五）諸病有聲，鼓之如鼓，皆屬於熱。

（十六）諸病胕腫疼酸驚駭，皆屬於火。

（十七）諸轉反戾，水液渾濁，皆屬於熱。

（十八）諸病水液，澄澈清冷，皆屬於寒。

（十九）諸嘔吐酸，暴注下迫，皆屬於熱。

這十九條病機雖歷經三千年，但至今仍是中醫臨證非常重要的依據，為學習中醫必備的辨證思維。

中藥概論

中藥概論

中藥包括動物、植物、礦物等天然物質。中醫依據傳統的中醫中藥獨特理論，例如：性味、歸經、升降浮沉、類從（以形補形）等整體性宏觀概念的指導原則下，根據七情作用，透過君、臣、佐、使的配伍去處方用藥，來達到治病、養生、防病的目的。並非單純西醫西藥僅以它的有效成分及藥理作用去思考，且微觀的有效成分只能治標消除症狀，若要想達到治「病」，則在處方用藥時要有更廣、更高的宏觀思維。歷經二千多年的實踐醫學，絕非二百年的現代醫學可徹底瞭解。

壹 中藥的性味

陰陽為中醫最高指導原則。學習中醫須先明瞭中藥的性味、陰陽。

一 藥性

寒、熱、溫、涼、平屬之。「寒與涼」和「溫與熱」兩組只是寒與熱程度上的差別。寒證用溫熱藥、熱證用寒涼藥是中醫的正治法則，而寒、熱、溫、涼四種藥用是屬於氣的性質，又稱四氣。

二 藥味

酸、苦、甘、辛、鹹、淡屬之。前五者俗稱五味。

（一）酸：屬木，入肝。能澀、能收。例如酸棗仁專補肝、膽。

（二）苦：屬火，入心。能瀉、能燥、能堅。例如黃連入心，瀉心火。

（三）甘：屬土，入脾。能補、能和、能緩。例如甘草、黃耆。身體虛者用甘寒之藥，不用苦寒藥（久服敗胃）。

（四）辛：屬金，入肺。能散、能潤、能橫行。例如荊芥、細辛。一般治感冒的藥皆有辛味。

（五）鹹：屬水，入腎。能下、能軟堅。例如玄蔘能軟堅、通大便。

貳 中藥的陰陽

氣為陽、味為陰。氣厚者為陽中之陽，性溫有發熱作用；氣薄者為陽中之陰，有發泄（表散）作用。味厚者為陰中之陰，有泄（降瀉）的作用；味薄者為陰中之陽，有通（利竅滲濕）的作用。六味亦可分陰陽。辛、甘發散為陽、淡味滲泄為陽；酸、苦、鹹通泄為陰。

一 輕清升浮

（例如感冒藥蔓荊子）為陽，陽氣出上竅（眼、耳、口、鼻）。

二 重濁沉降

（例如補腎藥熟地）為陰，陰氣出下竅（前後二陰）。

清陽發腠理、實四肢；濁陰走五臟歸六腑。

參 中藥的升降浮沉作用

（一）清虛者浮而升，重實者沉而降。

（二）味厚者沉而藏（象冬），味薄者升而生（象春）；氣厚者浮而長（象夏），氣薄者降而收（象秋）。

（三）氣厚味薄者浮而升，味厚氣薄者沉而降。氣味俱厚者能浮能沉，氣味俱薄者可升可降。

（四）鹹味無升，辛甘無降，寒藥無浮，熱藥無沉。李時珍說：「升者引之以鹹寒，則沉而暫達下焦。沉者引之以酒，則浮而上至顛頂。」

肆 中藥的上下內外類從作用

（一）根之在土中者，半身以上則上升，半身以下則下降。

（二）藥之為枝者達四肢，為皮者達皮膚，為心為幹者內行臟腑。

（三）質之輕者上入心肺，重者下入肝腎。

（四）中空者發表，內實者攻裏。

（五）枯燥者入氣分，潤澤者入血分。

伍 中藥的歸經

（一）**色青、味酸、氣燥**：性屬木者，皆入足厥陰肝經及足少陽膽經。

（二）**色赤、味苦、氣焦**：性屬火者，皆入手少陰心經及手太陽小腸經。

（三）**色黃、味甘、氣香**：性屬土者，皆入足太陰脾經及足陽明胃經。

（四）**色白、味辛、氣腥**：性屬金者，皆入手太陰肺經及手陽明大腸經。

（五）**色黑、味鹹、氣腐**：性屬水者，皆入足少陰腎經及足太陽膀胱經。

（六）十二經中唯有手厥陰心包經及手少陽三焦經無所主，其經通於足厥陰肝經及足少陽膽經。

（七）**厥陰主血**：諸藥入肝經血分者，併入心包絡。少陽主氣—諸藥入膽經氣分者，併入三焦。

（八）**命門相火**：散行於膽、三焦、心包絡，故入命門者，併入三焦。

陸 中藥的七情（單須使畏殺惡反）作用

（一）單味：單味藥直攻可消除症狀。例如白芷一味止痛。

（二）相須：同類而不可離。例如知母、黃柏。

（三）相使：我之佐使。引經藥例如防風。

（四）相畏：受彼之制。例如十九畏：黃耆畏防風。

（五）相殺：制彼之毒。例如防風殺附子之毒。

（六）相惡：奪我之能。

（七）相反：兩不相合。例如十八反：甘草反大戟、甘遂、芫花、海藻。

柒 中藥的配伍禁忌

學習中醫在使用中藥配伍組方時，必須牢記十八相反藥及十九畏藥。

一 十八相反藥

甘草 ➡ 大戟、芫花、甘遂、海藻。
藜蘆 ➡ 人蔘、丹蔘、沙蔘、玄蔘、細辛、芍藥。
烏頭 ➡ 半夏、瓜蔞、貝母、白芨、白蘞。

◆ **林博士 口訣** ◆　大花遂藻反甘草（大花睡著反乾吵），諸蔘細芍反藜蘆，芨母半蔞蘞攻烏（繼母半樓練功夫）。

二 十九畏藥

硫磺 ➡ 樸硝水銀 ➡ 砒霜	川、草烏 ➡ 犀角人蔘 ➡ 五靈脂
狼毒 ➡ 密陀僧巴豆 ➡ 牽牛	肉桂 ➡ 赤石脂
丁香 ➡ 鬱金牙硝 ➡ 三稜	

第十堂課

中藥總藥訣

中藥總藥訣

作者認為用藥之道「貴在專精」，因此根據二十年的臨床所得與教學訣竅，將「常用中藥」依功效分成 17 大類，並總結濃縮成三句話，是背誦牢記中藥功效的訣竅。（請尊重著作權只能研讀不得轉載）

第一句：解表清熱止化化。
第二句：消理氣血瀉溫清。
第三句：安利祛風滋補澀。

學習者可根據這三句話演繹串聯出作者自創的「中藥總藥訣」。熟背中藥總藥訣後，臨證選方遣藥時即可無往不利，特別是在「對症治療」時。

作者常用的中藥總藥訣，依中藥功效分 17 大類

橘色的粗體字可連成作者自創藥訣。

一 包括**解表**藥、**清熱**藥、**止**咳藥、**化**痰藥、**化**濕藥。

第一句口訣：解表清熱止化化。

| 01 解表藥 | 辛溫解表：用荊芥**防風**，**麻黃桂**枝細辛**紫蘇羌**活。 |
| | 辛涼解表：桑葉菊花薄荷，**升麻柴胡牛蒡子葛**根。 |

02 清熱藥	清熱瀉火：石膏蘆根，**知母梔子天花**粉。
	清熱燥濕：龍膽草，**黃芩黃連黃柏**好。
	清熱解毒：**蒲公英**，金**銀**花連**翹板藍**根野菊白頭翁。

02 清熱藥	清熱涼血：用生地，赤芍玄蔘紫草牡丹皮。
	清虛熱藥：地骨皮，青蒿銀柴胡與白薇。
03 止咳藥	止咳平喘：杏仁百部枇杷葉，紫菀款冬花桑白皮。
04 化痰藥	溫化寒痰：白芥子，半夏天南星與桔梗。
	清化熱痰：有貝母，瓜蔞仁葶藶子與前胡。
05 化濕藥	芳香化濕：藿香蒼朮，砂仁厚樸與石菖蒲。

❖ 背誦口訣：解表清熱止化化。

[三] 包括**消**導藥、**理氣**藥、理**血**藥、**瀉**下藥、**溫裏**藥及**熄風**藥。

第二句口訣：消理氣血瀉溫熄。

06 消導藥	消導：神曲與山楂，雞內金萊菔子麥芽。
07 理氣藥	理氣：枳實陳皮香附，木香鬱金川楝子烏藥。
08 理血藥	止血：大小薊藕節白芨，蒲黃棕櫚炭地榆三七。
	活血化瘀：川芎桃仁紅花，丹蔘延胡索牛膝五靈脂。
09 瀉下藥	攻下：藥中有大黃，芒硝番瀉葉功效強。
	潤下：藥有火麻仁，蜂蜜再加鬱李仁。
	峻下逐水：用甘遂，大戟莞花瀉腹水。

10 溫裏藥	溫裏藥：有吳茱萸乾薑，附子肉桂祛寒良。
11 熄風藥	平肝熄風：天麻鉤藤，蜈蚣全蠍石決明代赭石僵蠶地龍。

❖ 背誦口訣：消理氣血瀉溫熄。

三 包括**安**神藥、**利**濕藥、**祛**風藥、**滋**陰補陽藥、**補**氣養血藥、**收澀**藥。

第三句口訣：安利祛風滋補澀。

12 安神藥	重鎮安神：用硃砂，龍骨牡蠣效力佳。
	養心安神：酸棗仁，還有遠志柏子仁。
13 利濕藥	利水滲濕：豬茵陳蒿茯苓，薏苡仁車前子萹蓄，滑石金錢草木通。
14 祛風藥	祛風濕藥：秦艽威靈仙獨活，桑枝防己桑寄生續斷五加皮。
15 滋陰補陽藥	滋陰：龜板鱉甲與石斛，沙蔘麥冬枸杞子玉竹。
	助陽：淫羊藿肉蓯蓉鹿茸，巴戟天補骨脂用杜仲。
16 補氣養血藥	補氣：人蔘黃耆甘草，黨蔘白朮與山藥。
	養血藥：有當歸白芍，何首烏熟地與阿膠。
17 收澀藥	收斂：山茱萸五味子，烏梅肉蔻五倍子，烏賊骨浮小麥金櫻子，還有麻黃根與菟絲子。

❖ 背誦口訣：安利祛風滋補澀。

貳 作者臨床用藥精華錄

一 痛症

- 頭痛 ➡ 川芎／血枯亦用。
- 巔頂痛 ➡ 蒿本。
- 遍身肢節痛 ➡ 羌活／風濕亦用。
- 腹中痛 ➡ 白芍、厚樸。
- 臍下痛 ➡ 黃柏、青皮。
- 心下痛 ➡ 吳茱萸。
- 胃脘痛 ➡ 草荳蔻。
- 脅下痛 ➡ 柴胡／寒熱往來亦用。
- 氣刺痛 ➡ 枳殼。
- 血刺痛 ➡ 當歸。
- 心下痞 ➡ 枳實。
- 胸中寒痞 ➡ 去白陳皮。
- 腹中窄 ➡ 蒼朮。

二 血藥

- 破血 ➡ 桃仁。
- 補血 ➡ 當歸。
- 活血 ➡ 川芎。
- 調血 ➡ 玄胡索。
- 上部見血 ➡ 防風。
- 中部見血 ➡ 黃連。
- 下部見血 ➡ 地榆。

三 氣藥

- 補元氣 ➡ 人蔘。
- 調諸氣 ➡ 木香。
- 破滯氣 ➡ 枳殼、青皮。
- 肌表熱 ➡ 黃芩。
- 諸虛熱 ➡ 黃耆。

四 祛痰藥

- 去痰 ➡ 半夏。
- 去風痰 ➡ 南星。
- 去濕痰 ➡ 白朮。
- 咳有聲無痰 ➡ 生薑、杏仁、防風。
- 咳有聲有痰 ➡ 半夏、枳殼、防風。

五 去濕藥

♦ 下焦濕腫 ➡ 漢防己、草龍膽。

♦ 中焦濕熱 ➡ 黃連。

♦ 上焦濕熱 ➡ 黃芩。

六 其他

♦ 煩渴 ➡ 白茯苓、葛根。

♦ 咳嗽 ➡ 五味子。

♦ 喘者 ➡ 阿膠、天門冬、麥門冬。

♦ 諸泄瀉 ➡ 白芍、白朮。

♦ 諸痢疾 ➡ 當歸、白芍。

♦ 諸水瀉 ➡ 白朮、白茯苓、澤瀉。

♦ 眼暴發 ➡ 當歸、黃連、防風。

♦ 眼久昏暗 ➡ 熟地、當歸、細辛。

♦ 瀉利傷風 ➡ 防風為君，白朮、甘草為佐。

♦ 瀉利傷寒 ➡ 甘草為君，白朮、防風為佐。

♦ 諸風 ➡ 防風、天麻。

♦ 瘧疾 ➡ 柴胡為君。

♦ 諸瘡瘍 ➡ 黃柏、知母為君，茯苓、澤瀉為佐。

參 中藥的四大治療作用

中藥包括傳統中藥與現代中藥。通過藥物作用於人體機體後，對其生理功能和病理變化產生的不同調節效應，稱為中藥治療作用。

中藥功效名目繁多、內容豐富，僅就《中藥大辭典》來看，涉及的功效術語就有數百條。不同類別、不同層次的功效構成了縱橫交錯的網路系統，形成了臨床中藥學的完整功能體系。但對初學者而言，只要了解歸納概括而成的四大功效即可。

一 對證功效

「證」是中醫學的特有概念，是對疾病所處一定階段的病性、病位等作出當前本質的「病理性概括」。

中醫有各種不同的辨證方法，諸如八綱辨證、臟腑辨證、六經辨證、三焦辨證、衛氣營血辨證、氣血津液辨證等，因而就產生各種不同類型的證（或證型），而它們均從不同的角度反映了疾病當前階段的不同本質。

中藥的「對證功效」，是針對中醫所特有的「證」，來發揮治療作用的功效。例如清熱燥濕，是針對「濕熱證」；活血化瘀，是針對「瘀血證」等。由於對證功效與證緊密關聯，才使得中醫辨證施治、理法方藥形成一個有機的整體。

對證功效是藥性理論的基礎，也是臨床用藥的主要依據。如「麻黃」發散風寒，即可推測其藥性爲辛溫，且歸肺經，而又可推測其主治爲風寒表證，因此証明了對證功效是藥物理論與臨床應用的橋梁和樞紐。在藥物的諸多功效中，對證功效是最基本的功效，並在各類功效中居於主導地位，是中藥功效研究的重點。

對證功效與證之間具有對應關係，且通過對證功效可以推測其適應證，如化痰是針對「痰證」；滋陰是針對陰虛證；疏肝是針對肝鬱證；化濕是針對濕證等。

證還有層次之分。對證功效亦與不同層次的證相對應，而具有多層次性。如熱證，可分爲肝、心、肺、腎等不同部位的熱證，又可分爲衛分證、氣分證、營分證、血分證等不同階段的熱證。因而，清熱亦可相應地分爲瀉肝火、清心熱、清肺熱、瀉腎火、清氣分熱、清營涼血等不同的對證功效。

對證功效具有不同的類型。有的偏於祛邪消因，如祛風、散寒、勝濕等，主要針對致病邪所，發揮治療作用；有的偏於協調臟腑功能，如疏肝解鬱、和胃降逆、開宣肺氣等，主要針對臟腑功能失調，發揮調節治療作用；有的偏於糾正陰陽偏勝偏衰，如益氣、滋陰、補血、壯陽等，主要針對氣血陰陽不足，發揮補益治療作用。

三 對症功效

「症」是指疾病的症狀、體徵。當身體發生了病變時，各種單項的異常表現。它是疾病的「現象」，而不是病變的「本質」。對症功效就是針對「症」發揮治療作用的功效。如疼痛就止痛、出血就止血、咳嗽就止咳、嘔吐就止嘔等，只針對「症」來發揮治療作用。

對症功效是由對證功效衍化、派生出來的功效，主要解除疾病當前階段比較突出的表象。

一般説來，對症功效的應用，必須以對證功效爲前提，即從屬於對證功效，所以它不能離開對證功效而獨立存在。如木香行氣止痛，其中行氣是對證功效，主要針對（胃腸）氣滯證發揮治療作用；止痛是對症功效，其應用主要針對胃腸氣滯之脘腹疼痛而言。若捨木香之行氣，其止痛就失去價值。中醫認爲，疼痛是一種表面現象，而導致疼痛的原因很多，如氣滯、血瘀、寒凝、熱結、痰滯等。木香止痛，只能「治標」，不能消除疼痛的「根本」。因此，必須要辨證，弄清疼痛的性質，並在對證治療的前提下，才能發揮其止痛的效果。若頭痛醫頭，腳痛醫腳，舍本逐末，則失去了中醫的靈魂。

對症功效是對證功效的補充和完備，重點反映了對證功效的治療效果，使對證功效的運用範圍更加明確，在臨床運用的針對性更強。如茯苓、木通、茵陳均能利濕，均可用治水濕爲患的病證。但由於對症功效的限制，其治療效果並不一樣。例如茯苓利水，長於消腫，故多用於水腫、小便不利；木通利水，長於通淋，故多用於淋證；茵陳利濕，長於退黃，故多用治療黃疸。對症功效與對證功效的關係密切，相輔相成，不可分割。對證功效側重于治本；對症功效側重於治標，二者必須結合，才能全面、正確地指導臨床用藥。

三 對病功效

「病」是對疾病全過程的特點與規律作出的結論，而對病功效就是針

對中醫的「病」發揮治療作用的功效。如截瘧是針對瘧疾、透疹是針對麻疹、蝕疣是針對尋常疣來發揮治療作用。這是中醫「辨病施治」的特色。

清朝名醫徐靈胎所著《醫學原流論》指出：「欲治病者，必先識病之名。一病必有主方，一病必有主藥。」疾病在病變過程中，可以千變萬化，但其基本特色貫穿於疾病的始終，因此抓住疾病的基本特色，就能夠選擇適宜的對病功效藥物，來發揮治療作用。例如魚腥草善於清熱、消癰、排膿，爲治肺癰之首選藥；蒲公英長於清熱、解毒、通乳，爲治乳癰之常用藥。

中醫對「病」的概念很模糊，常常病、證不分，且經常以症代證、或以症代病。例如「痹」本來就是一個病名，而書中多稱痹證；「咳嗽」本來就是一個症狀，而多作病名看待。但每種病的演變過程往往可以體現爲不同的證型，因此，疾病治療最終必須落實到對證功效藥物的運用。若單純應用對病功效的藥物，是難以奏效的。如黃連、車前子、補骨脂、大黃、訶子均可止瀉痢，但臨證用藥決非見痢止痢，必須有所選擇。如黃連清熱燥濕，主治濕熱痢疾；車前子利水滲濕，主治濕盛之水瀉；補骨脂溫補脾腎，主治脾腎陽虛的五更瀉；大黃瀉下攻積，主治胃腸積滯之瀉痢；訶子澀腸止瀉，主治久瀉久痢。諸藥皆為對病治療，但作用有別，都是因為對證功效不同。

對證功效的運用往往不受病的限制，凡病異證同者，皆可選用對證功效的藥物進行治療，體現了中醫「異病同治」的治療法則，而對病功效則不然，其應用要受到對證功效的制約。因此，病同證異者，治療當以對證功效爲主，對病功效爲輔。對病功效應從屬於對證功效。

四 配伍功效

配伍是藥與藥組成的隊伍，是有目的地按病情需要和藥性特點，選擇兩味以上的藥物來配合應用。配伍功效是指藥物配合應用後所產生的新功效。例如「桂枝湯」中桂枝與芍藥的配伍，《醫宗金鑒》說：「桂枝主芍藥，

是於發汗中寓斂汗之旨；芍藥輔桂枝，是於和營中有調衛之功。」
兩藥配伍，一治衛強，一治營弱，共奏調和營衛之功；又如「小
柴胡湯」中柴胡與黃芩的配伍，柴胡透達少陽之表邪，黃芩清瀉
少陽之裏邪，兩相配伍，可收和解少陽之效。無論是調和營衛或
和解少陽，都是屬於配伍功效。

　　配伍功效的產生，只有通過一定的配伍，或在複方中才能體
現出來（單味藥物不具備這種功效），它源於藥物的基本功效，
但超出了單味藥物的範圍。配伍功效的發現，不僅豐富了中藥功
效的內容，也擴大了中藥功效的應用範圍，更拓寬了中藥功效的
研究領域。「配伍」是中藥運用的基本形式，而方劑則是藥物配
伍的進一步發展。

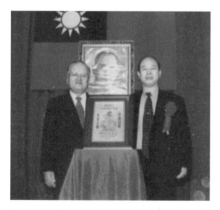

林國華博士 2000 年首次獲頒神農獎
由考試院院長許水德頒獎

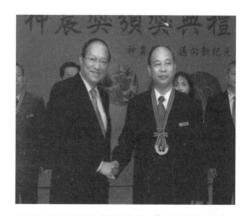

2007 年再獲神農獎中的「最高榮譽獎」
由立法院副院長鍾榮吉佩戴金牌神農獎

中醫精髓錄

中醫精髓錄

壹 八綱辨證與治病八法

　　中醫與西醫最大的不同，在於中醫強調整體性，西醫強調局部性；中醫從宏觀的角度去研判病情，而西醫從微觀的角度去確立病情；中醫強調精、氣、血、津液四大基礎物質的「功能性」作用表現，而西醫重視人體器官及骨骼、肌肉、血液循環、神經系統的「器質性」變化。因此，西醫以實質的「器官」病變為依據，根據的是「科學實驗」。而中醫認為人體是一個「陰陽」相對平衡、「五行」互相資生與制約的有機整體，陰陽偏盛或偏衰，五行的生剋乘侮太過，就產生了功能性的病變，不予理會的話，就會進一步造成實質器官的損害，其根據是「天人合一」的哲學實踐。所以，西醫診斷是以實驗的科學數據為主，而中醫診斷則是以實踐的經驗哲學為主。

　　中醫治病靠的是手法（針灸推拿），與方劑之加減運用，而西醫治病則用手術或西藥治療。今天探討的是「中藥的方劑之加減運用」為主，因此，外科及傷科之診治，暫且不予探討。

　　現代醫學科技不斷精進，加上專病的特效藥不斷改良與推出，大多由細菌引起的疾病，均可用西藥迅速有效地「控制」。而以動、植物為主的中藥大都藥性平和、毒性和副作用均少，其組成多屬有機物的蛋白質、胺基酸、生物鹼、鞣酸等，這些微量元素與人體的組成物質相似，因此，若中藥配合得當，進入人體後可進行物質的能量交換，達到有病治病、無病防病的效果，其產生的作用，很少干預人體的正常生理功能。例如：對於元

氣虛弱者，透過補氣中藥，可提升正氣；對於邪氣存留者，透過理氣藥，可以驅除邪氣，並通過「虛則補之，實則瀉之」的法則，藥到病除，立竿見影。因此，多因素綜合疾病和慢性病，是西醫西藥的「盲點和弱點」。卻是中醫與中藥的特長，也是一般患者會尋找中醫看病、尋找中藥治療的原因。

例如某人氣血兩虛、渾身不舒服，經西醫一再檢查均未發現病灶，造成醫患兩方均束手無策。若改由中醫藥診治，只需調整陰陽之平衡，並且提升氣血功能，就能恢復健康成為一尾「活龍」。因精、氣、神是中醫三寶，所以這類的病症，看中醫、吃中藥才是根本之道。

中醫所開的藥方為何能治病呢？從「八綱辨證」及「治病八法」先行探討。八綱是從「陰、陽；表、裏；寒、熱；虛、實」來辨別病證。用「汗、吐、下、和、溫、清、消、補」八大治法來治療。

因此學中醫，必須先從「望、聞、問、切」四診及「陰、陽；表、裏；寒、熱；虛、實」的八綱辨證著手。陰陽是二大分類法：病在表，則散之（用汗法）；病在裏，則攻之（用下法）；寒則溫之，熱者清之；虛則補之，實則瀉之。掌握這疾病的八綱與治病的八法，則病雖繁雜，卻條理分明。

中醫治病時，處方用藥是一門藝術，因人而異、因時而異、因地制宜，必須細心領悟。

貳 漫談證型：以虛證舉例說明

「張董，好久不見，近來好嗎？」

「唉呀，最近總是睡不好，白天精神欠佳，有點力不從心了，有了錢以後，才感覺健康比錢財重要。賴總，你一切還好吧！」

「生意上還好，但可能是少年拼過頭，現在也有經常腰痠背痛的毛病，的確健康比賺錢重要」。

從這兩位中年老闆的對話中，就可論斷他們是屬於俗稱的「錢愈多，人愈倦」的類型。對於這樣的症狀，中醫有一個專有名詞叫「虛證」。

什麼叫虛證？「辨證論治」是中醫辨別病證的一門大學問。中國的傳統醫學將病證，以陰陽分為正反兩面（陰證用陽藥、陽證用陰藥來治療），再以表裏來測定疾病的部位（病在表則散之、病在裏則攻之），用虛實來測定病情的強弱（虛則補之、實則瀉之），並用寒熱來辨別疾病的性質（寒證用熱藥、熱證用寒藥）。這種依「陰、陽、表、裡、虛、實、寒、熱」八個大綱來分辨病證的方法，就是所謂的「八綱辨證」，而「虛證」就是這八分類法中的證型之一。如再細分則「虛證」可分陰虛、陽虛、氣虛、血虛、表虛、裡虛，如配上五臟六腑則有肝陰虛、心陽虛、脾氣虛……等；也可再分上實下虛、上虛下實或表實裏虛、表虛裏實……等。

虛和實，在辨證上有兩大特色，一為顯示體質機能的強弱，另一則顯示證候表現的盛衰。凡是身體的機能衰退、抵抗力不足，或是病勢衰微的現象，都是屬於「虛證」；而當身體的機能旺盛、抵抗力強，或是病勢亢進的現象，都是屬於「實證」。虛是指正氣不足，而實是指病邪亢盛。因中醫是依五行生剋的補瀉法則來對證下藥，如果患者的正氣充足，那麼雖邪氣亢盛卻容易醫治，如果正氣虛弱而邪氣亢盛，則大都預後不良了。

只要把握幾項原則，虛證和實證也很容易區分，凡形體虛弱、汗出、腹脹反覆，或是痛而喜按（按能止痛），而脈象細、弱、微、濇無力等現象，就是屬於虛證；反之，如果形體壯盛、無汗、腹脹不減，或是痛而拒按（按了更痛），而脈象洪、滑有力等現象，就是屬於實證。

證候常會出現虛實錯雜的現象，例如看似紅光滿面卻力不從心，是上實下虛型；外表壯碩卻中看不中用，是表實裡虛型。而辨別虛實也必須應用「望、聞、問、切」的四診心法，去綜合患者的體質及病情，

做全面分析，不能單憑一、二個症狀就確立論斷。但是，若能把握「實證與熱證大都並存，而虛證與寒證也經常同時顯現」的重點，問患者身體感覺會冷或熱就能辨別了。

前述的兩位老闆，一位是肝腎陰虛，一位是腎氣虛。平時只要注意起居飲食：早上起來用冷水洗臉、晚上睡前用熱水泡腳。每餐飯後慢行五百步，且每天以一錢的西洋蔘泡茶喝，一個月後大概就不藥而癒了。如果想要快一點恢復元氣，則可到藥房購買「生脈散」來服用。生脈散是由人蔘、麥冬、五味子三味中藥組成的方劑，這是中國老祖宗留贈後世，幾乎沒有任何副作用的養生聖藥。

參 中醫百病臨床辨證

中醫的生理及病理，與西醫有不同的思維。中醫的角度是整體觀察、辨證論治；西醫的角度則強調局部，並針對疾病症狀，對症下藥。

中醫百病均「以常測變」，而中醫強調：人身以臟腑、經絡為體，以陰陽氣血為用。此外，中醫所謂的肝是以「肝經」為主，並非單指西醫解剖上的肝臟。只要五臟六腑十一經的陰陽氣血能循常道運行，就能健康無病。一旦經脈循行有突異狀況，就會馬上生病。很多西醫較難處理的疾病，剛好可以用中醫的方法解決。茲舉數例供各位參考：

一 痺證

分行痺、痛痺、著痺、熱痺，相當於西醫所稱的風濕性關節炎、類風濕性關節炎、強直性脊椎炎、骨性關節炎、坐骨神經痛……等。用中醫藥可以得到很好的療效，特別是結合針灸。

二 癌症

中醫認為癌症的發生與邪毒鬱結、氣滯血瘀、痰溼結聚，以及人體正氣不足、正不勝邪有密切關係，因此將中醫藥配合西醫運用，可以得到很好的療效。

三 腰痛

腰不管是一側或兩側疼痛，其病理變化都以「腎虛」為本，以感受外邪或跌僕閃挫為標，不通則痛，或不榮則痛。若久痛宜補真元、養氣血，為腰痛的治療原則。

四 失眠

臨床以入睡困難，或睡不深沉、時睡時醒，或醒後不能再睡，甚至整夜不能入睡為特徵。現西醫的精神官能症、更年期綜合症均以鎮靜安眠藥治標，而中醫是以「補虛瀉實」養心安神、調整陰陽來根本治療。

五 痰證

是痰涎停留於體內所引起的病證。痰流經絡肌膚，可發展為瘰癧痰核甚至腫瘤，久病怪病皆是痰作怪。如西醫的支氣管哮喘、慢性支氣管炎，滲出性胸膜炎、胃腸功能紊亂，皆因痰作怪。

六 喘證

呼吸困難不能平臥的病證。西藥只能控制，而中藥卻能根本治療。

七 消渴證

就是西醫的糖尿病。其中渴而多飲為上消、消穀善飢為中消、渴而便數有膏者為下消。西醫是採控制血糖治標，中藥則辨証治本。

八 脂肪肝與急、慢性肝炎

肝病一直困擾國人，卻無西藥可治，而中醫藥在治肝方面有良好的效果。參見「中醫藥教學在台灣」部落格專篇。

九 眩暈

是目眩及頭暈症狀的合稱，與西醫的高低血壓病、美尼爾病、貧血、神經官能症等相關，而中醫從肝風治眩。

十 婦科病

婦科的特色是經、帶、胎、產、漏、乳、雜等病。很多婦女很冤枉的被切除子宮，因此中氣下陷，導致食不知味，甚至意志消沉。而乳癌早在 3000 年前就有中醫藥可以治癒。

第十二堂課

中醫診斷方式

中醫診斷方式

中醫診斷是根據中醫的理論，運用望、聞、問、切四種獨特的診斷方式，去推斷病情，做為治療與預防疾病提供根據。中醫認為人體是個統一的整體，所有組織結構都是由經脈相互連繫、內外溝通、表裏相接，因此體內的變化會反映到體表。中醫就是通過望、聞、問、切四種診斷方式，搜集有關病情的資料並將四診所得的臨床資料，加以整理、分析及綜合，歸納出病情的特徵及變化規律，這就是中醫的診斷方式。

臨床上「望診」是指病人的神色型態，作者以望舌及觀察眼輪為主；「聞診」是指聞病人氣味及聽聞病人聲音為主；「問診」是通過訊問病人或家屬的方法，有一定的目的詢問。問診通常是按順序來問：一問寒熱二問汗，三問頭身四問便，五問飲食六問胸，七問耳朵八問渴，九問舊疾十問因。作者認為最重要的是還問「痰」及睡眠，當然婦女首先就要問「月經」。「切診」即是把脈，而中醫診脈是一門高深的技術，中醫診脈的傳承非常封閉，把脈功夫幾乎只嫡傳而不普傳，甚至只傳媳不傳女。部分中醫把脈常有「於胸未了指下難明」的感慨，事實上受過特訓的中醫把脈應是「胸有成竹指下分明」。茲舉一篇診所側記讓讀者參考。

壹 以診所側記舉例說明

一位衣著光鮮卻面帶愁容的中年貴婦，一進中醫診所，即坐上應診椅、挽起衣袖，把手一伸卻一語不發。中醫端視其臉色眼神，遲不把脈，且問她覺得那裡不舒服？她說：「你們中醫把一下脈不就知道了嗎？何必多問？」

中醫師伸出三指一按（脈弦數）瞬間就收手，同樣一語不發就開了「加味逍遙散合六味地黃丸」複方。說：「如果吃了覺得滿意，一星期後再來，如果覺得無效，就不必再來了」。

這種醫師及病患都怪裡怪氣的現象令人好奇，更怪的是居然四天後，這位傲慢的女病患，竟面帶笑容回到中醫診所。

中醫師一看病歷表，問：「怎麼不到一星期就來了呢？」

女病患說：「藥吃完了。」

醫生疑惑地問：「我不是開了一星期的藥給妳嗎？怎麼會那麼快就吃完了呢？」

她答道：「第一天我仍然像以前一樣，帶著懷疑的態度，按指示一日三次服藥，覺得並沒有什麼不對勁。第二天如廁，居然順利大號不再便秘，心想這位醫師果然高明，瞬間把脈就能開出有效的處方。於是帶著『總算遇到良醫』的愉悅心情服藥，並且三餐飯後服用外，睡前再服一包。第三天發現原來的胸悶也好多了，右脅肋好像也不痛了，於是飯前一包，飯後一包，加上睡前一包，就每天吃掉七包了。」

醫生好奇的問：「這種藥是苦的，並不好吃，為何一天要吃那麼多次？」

病患說：「我在很多家中醫診所看過病，大都是一天吃四次，也有的分兩種包裝，飯前一包，飯後另一包。我發現你的處方有效，又聽說良藥苦口，我希望快把病治好，免得心煩，經常跟先生吵架。」

醫生面帶微笑輕搖了一下頭說：「拜託您以後依照醫囑服藥，妳希望病早一點好，要跟醫師溝通。中醫治病可急可徐，用藥方式不一，重要的是依『望聞問切』四診心法，及陰陽、表裡、寒熱、虛實的『八綱』去辨證，然後對症下藥。」

中醫師接著說：「西醫看病，十個醫生開的藥可能完全一樣；換作中醫，卻可能開出完全不同的處方。對於一個人的病情，病人應該比醫生更

瞭解。把脈辨症只是其中一環，一位負責任的醫生絕不賣弄玄虛，不僅要『四診辨證』、『八綱辨證』、『臟腑辨證』，甚至還要『經絡辨證』。而您由於更年期將屆，所以月經不調、經前緊張，產生壓力而影響情緒，因此會心煩、頭暈、晚上睡不好（陰耗），導致『肝脾血虛、化火生熱』，即脾氣大、肝火也大，才會吵架，而一生氣右脅肋就痛（怒傷肝）。切記無論中藥或西藥都有安全劑量，一定要依醫生指示服藥。還好我採用最平和的藥對治，如果用猛藥急攻，恐怕不只原來的病沒看好、更會衍生其他病症（醫源病）。」

這位多金的李小姐連忙謝謝中醫師，讓她知道那麼多的中醫常識，並好奇的問：「醫生！那你為我看病時，為何一觸脈未停留就收手，然後就能開出那麼有效的藥呢？」

中醫生說：「我一按左手關脈為弦數脈，就知道妳五臟中肝火化熱；又見妳面帶愁容，就知道妳憂思傷脾。依照經驗，婦女常因月經的綜合徵而不快樂，所以用「加味逍遙散」來理氣疏肝及養血和血。另因火邪化熱勢必陰虛，所以用「六味地黃丸」來固本滋陰。」

「逍遙散」顧名思義，可以使憂愁的人變得樂逍遙。李小姐端詳地看了醫師的眼神說：「醫師，你是我遇過最好的醫師，我看了十多位中醫，從不第二次上門，因為吃他們的藥，不是拉肚子、就是咽喉會痛。」

中醫師告訴她，其實中醫師用藥是一門藝術科學。用藥因人而異，有人主張脾胃論，無論什麼病都由脾胃去調和，只要胃能吸收營養供應，病就好了。有人主張「逐火論」，陰陽不調，只要瀉去其餘使其調和，病就好了，所以吃這種藥會拉肚子，甚至一天拉四、五次。有人主張「補陰論」，認為人會生病，一定是陽太過而陰不足，只要補陰就能病癒。更有藝高膽大的醫生採用「涌吐法」，認為只要讓病人吐出病毒，病就能痊癒。所以看中醫要有耐心，特別是慢性病。

藥會因病人的體質而略有不同反應，吃過藥有何不適，應隨時與醫師溝通，瞭解後就安心服用，讓醫生再按患者的病情變化及進展而加以

調整，千萬不要這裡看一次，而藥還沒服完就換一家，這樣從台灣頭看到台灣尾，甚至從國內看到國外，都不會有效。

中醫師接著調整了她的處方，飯前服「逍遙散」加鬱金、香附；飯後吃「調經丸」加桃仁及紅花，並交代服藥期間不可吃牛肉，並且忌吃生冷的食物，特別是「冰」。

這段醫生與病患的互動過程是常見的實例，希望讀者看中醫，一定要把病情告訴醫生，才能對證與對症下藥，做到最完善的治療。

方劑的組成

方劑的組成

中藥的方名雖多：驗方、處方、秘方、偏方、單方、古方、今方、經方、時方，但都統稱之為「方劑」。

方劑是由一種（單味）或一種以上的藥物所組成，單味藥是對「症」下藥，人有什麼不舒服就吃什麼藥。用單味直攻症狀，痛就止痛，渴就止渴，馬上用就馬上有效果，相當於西藥的對症下藥。可惜這種治療法只是短期的消除症狀，並未治療疾病的根源。要想達到治病而非治症的目的，必須透過藥與藥的配伍成為「方」。

中醫運用四診心法及八綱辨證，來審察內外病因。依據病患的「虛、實、寒、熱」之徵候，來調配「補、瀉、溫、涼」之藥物。所以研究中藥，必須瞭解藥物的性味、功能、歸經及七情合和的原理，再瞭解「方劑」的組合原則。

方劑的組成分為君、臣、佐、使四部分。「君藥」是根據病人的主訴，針對病因或主症治療的藥物。在複雜的方劑中，君藥可能是好幾味，但通常君藥應是藥味少而分量重。「臣藥」是根據病家的他訴或醫者的問診，配以輔助主藥，以加強功效的藥物。「佐藥」是協助主藥治療兼症（次要症狀），或消除主藥的副作用。「使藥」是方劑中的引經藥，或調味的藥物。

壹 以四君子湯為例說明方劑的組成原則

例如以「四君子湯」治療慢性胃炎（吃飽飯後，胃會不舒服），可以用人蔘或白朮或茯苓為君藥，視病人的症狀而定。君藥的劑量用多少，佐藥就用其半數。問

病人那裡不舒服呢？若說「胃痛」，就以人蔘為君藥，其劑量看症狀的輕重，若疼痛是可以忍耐的程度，就用三錢；痛得很難過，就用五錢。臣藥的選擇是問診而來，而胃在人體中焦，會拉肚子（下瀉，包括軟便）就用炒白朮（作用於小腸，幫助吸收）；若會打呃或嘔吐就用陳皮。但剛開始拉肚子不能用酸味來止瀉，所以用炒白朮使小腸能收縮。

　　會拉肚子的病因是水分太多，造成肚子脹氣，且口水也會多（陰實之證），因要把水分吸收掉，所以佐藥就用具有鎮靜及利尿作用的茯苓。因為人蔘服用多會造成興奮，而茯苓有鎮靜作用。白朮能使小腸吸收但是不利尿，故用茯苓可利尿。但「脾主濕而惡濕」，因為太濕會拉肚子。

　　「人蔘、白朮、茯苓」的藥效可以歸經到其他部位，不一定作用於胃腸，現在要讓這君臣佐三種藥作用於胃腸，就要選甘草引經入胃腸。胃「陰虛」型的胃痛就用生甘草；若屬於胃「陽虛」型的脹氣，就要用炙甘草。

　　假如病人的胃並無疼痛現象，但功能不佳，總是食慾不振、消化不良，還經常拉肚子，造成營養不良而「貧血」，那麼治療目標就是要「補血」。這種情況下，引經藥就要捨甘草改用大棗，因為甘草只是消炎止痛，並無營養。大棗是營養劑，可作用於脾胃，且當作使藥引經可以把蔘朮苓棗的四君子湯變成補血的營養劑。

　　中藥的方劑是依據中國數千年所累積的中醫理論，並按藥物的性能、歸經及七情合和的配伍規律，以「君、臣、佐、使」的法則所組成。用整體性的思考，來調整人體「氣、血、陰、陽」的平衡狀態，以養生或治病，是歷經數千年的實踐驗證，為全世界所獨創的醫藥法則。

第十四堂課

中醫方劑的運用

中醫方劑的運用

古方今談

一 六味地黃丸 ── 滋補肝腎的名方

根據衛生署規劃的「臨床常用藥方劑標準方」，六味地黃丸是一九八方中的第一方，不僅是中醫藥界最普遍使用的方劑，也是時下最受歡迎的補養方劑。

《刪補名醫方論》的歌訣為：「六味地黃益腎肝，山萸山藥澤苓丹。」主治為：

(一) 腎精不足，虛火炎上；腰膝痠痛，足跟痛。

(二) 小便淋秘或不禁，遺精夢洩，水泛為痰，自汗盜汗。

(三) 亡血消渴，頭目眩暈，耳聾齒搖，尺脈虛大者。

「六味地黃丸」方劑的組成為：熟地黃八兩、山茱萸四兩、白茯苓三兩、乾山藥四兩、牡丹皮三兩、澤瀉三兩。煎服法為：以上為末，煉蜜丸，如桐子大，空心時以淡鹽湯下。

「六味地黃丸」在中醫所謂「七方八法」的類別中是屬於緩方補法。「七方」是根據各種不同類型的證候，制訂出大、小、緩、急、奇、偶、複七種不同的處方原則；而「八法」，即汗、吐、下、和、溫、清、消、補。緩方是指一般虛弱慢性病症，須用藥力緩和，以利於常服的方劑來緩和調補的方劑；而補法是使用滋養強壯藥物，來補益人體的陰陽氣血，來消除一切衰弱症狀，為治癒病症的方劑。

中醫診病施治必先分陰陽，再分虛實，而六味地黃

丸則為陰虛之症的代表方。症見肝腎陰虛，為身體消瘦、舌燥咽痛以及《刪補名醫方論》中主治的三種系列症狀。

　　根據中、日、韓等漢方的實驗結果，證明六味地黃丸具有增強內分泌和免疫功能、強壯和抗腫瘤，以及調整血壓、血糖和強心擴張冠狀動脈等作用，有利於抗衰老、延年益壽，無論補腎陽或腎陰均有顯著的功效，並直接或間接改善腎血流和通過腎代謝，促進腎小管的分泌，對於腎性高血壓（由腎控制的舒張壓升高者）有明顯的降壓作用，但是脾胃虛弱、消化不良者勿用，並且服用六味地黃丸忌食辛辣食物。

　　依作者分析，「六味地黃丸」其實五臟（肝心脾肺腎）均各走一經，可以說五臟皆補。明代名醫張景岳是補腎學派的領袖，且他最喜歡用「六味地黃湯」，故時人稱他為張熟地。此方重用熟地為君藥，熟地性寒、入「腎」，能益陰、填精、養血、補虛損；山萸肉味酸、性微溫、入「肝」，為治頭暈遺精之藥，對腎虛所致的頭暈、耳鳴、目花以及陽萎遺精均可適用，能疏解心煩、收斂精氣而滋補肝腎；淮山藥味甘、性平、入於「脾」，能刺激脾分泌消化液，進而健脾腎、養肺陰，又能去濕，對於因脾虛的泄瀉、腎虛的腰痛遺精、肺陰不足的消渴等症，有很好的療效；白茯苓味甘、性平、入於「肺」，能益脾寧心、利水滲濕，治水脹腹脹、小便不利、泄瀉淋濁、停痰留飲、心悸失眠等症；牡丹皮味辛苦、性微寒、入於「心」，能瀉心火、清血分之熱，散瘀血是清熱涼血藥，能治驚癇邪氣，消氣血凝結，又治骨蒸癆、跌倒損傷、瘀血作痛及吐衄等症；而「澤瀉」在此方的君臣佐使配藥法則中是扮演「使」的角色，因澤瀉味甘性寒，能利水濕、通淋濁，能治小便不利、濕熱性的水腫、水瀉、淋病和白濁等症，且由於鹹能入「腎」，故宜用鹽炒澤瀉。引上述五藥合併之效入於腎經，而達到補腎陰虛的效果。

　　「六味地黃湯」的特點是「補中有瀉」，但以「補」為主，可用於一切虛症。若有兼症可以加味，例如：若有眼睛乾澀（維他命 A 不足）視物昏花者，加枸杞子、菊花，方名為「杞菊地黃丸」；若兼有骨蒸潮熱（陰虛轉

為陽虛）、盜汗、夢泄者，加黃柏、知母，方名為「知柏地黃丸」；若兼有潮熱、盜汗、咳嗽、吐血者，加麥冬、五味子，方名為「麥味地黃丸」；倘若除腎陰虛之外，亦腎陽虛者，加肉桂及附子，方名為「桂附地黃丸」。六味地黃丸（湯）是備受中醫推崇的古代名方，出自《小兒藥證直訣》，是補腎藥方的總代表。

「六味地黃丸」幾乎是現代人的必需品，乃因古人日出而作、日入而息，且白天屬陽、夜晚屬陰，因生活規律而陰陽調和；而現代人生活習性改變，多為夜晚工作、讀書或應酬，而超過晚上十點未睡就會消耗陰液，且現代人大多是營養過剩，所以陰陽失去平衡，通常皆有陰虛的情況，而長期累積便得「陰虛」之證。患者可至中藥房購買科學中藥的「六味地黃丸」，如果希望效果快或更佳，則改用「煎劑」，也就是所謂的「六味地黃湯」，將原劑量每帖上方中的「兩」改為「錢」，亦即熟地八錢、山茱萸四錢、白茯苓三錢、淮山藥四錢、牡丹皮三錢、澤瀉三錢。

對於脾胃虛弱者，可將君藥改為淮山藥八錢，而熟地黃改為四錢即可。或者六味地黃湯另加固脾胃的藥—黨參三錢、白朮三錢、紅棗六枚、甘草一錢即可。作者建議有陰虛之症者，可先服用三至五帖的六味地黃湯，而後改服科學中藥的六味地黃丸，效果迅速又顯著。

三 蔘苓白朮散 — 健脾利濕和胃補氣的名方

蔘苓白朮散在五臟（肝、心、脾、肺、腎）的補養中，是健脾和胃的良藥。具有益氣健脾、滲濕止瀉、理氣化痰之功，對於慢性消化不良有特效，特別適合兒童消化不良及脾虛腹瀉的治療。

《湯頭歌訣》曰：「蔘苓白朮扁豆陳，山藥甘蓮砂薏仁，桔梗上浮兼保肺，棗湯調服益脾神。」

主治：脾胃虛弱、食少、飲食不消、便溏、或瀉或吐、貧血、身體消瘦、四肢無力、胸脘悶脹、面色萎黃、舌苔白、質淡紅、脈細緩或虛緩。適應症包括：慢性腸胃炎、慢性下痢症、腸結核、醱酵性消化不良症、胃下垂、大病後食慾不振、白帶、崩漏等。

蔘苓白朮散出自《和劑局方》，方劑的組成為：人蔘或黨蔘一兩（人蔘入心肺、黨蔘入脾胃，均補氣）、白茯苓一兩、炒白朮一兩、炙甘草一兩、淮山藥一兩、白扁豆八錢、蓮子肉五錢、桔梗五錢、薏苡仁五錢、縮砂仁五錢。而《醫方集解》再加陳皮一兩，以加強化痰理氣和胃的作用。以上各藥為散劑用量，共研細末每服三錢，棗湯或米飲送下，現在各藥房均售有「科學中藥」的蔘苓白朮散，甚為方便，每日三次，每次四公克至六公克，兒童減半服用。

「蔘苓白朮散」是由具有益氣健脾的四君子湯（人蔘、白朮、茯苓、炙甘草）加味組成。加淮山藥、扁豆、蓮子肉、大棗、砂仁以增強補脾和胃的作用，配合薏苡仁健脾利濕、桔梗化痰止咳載藥上行，加上肺和則氣下降，對肺脾兩虛的患者大有裨益。

根據經驗，如果只有脾虛、便溏，無其他兼症，僅須取人蔘（補氣）、白茯苓（益脾寧心、利水滲濕）、土炒白朮（消痰壅溫胃兼止吐瀉）、蓮子肉（清心醒脾）等四味中藥，各五錢合用，不論研末為丸或用煎劑，均效果顯著，但對於便秘者應謹慎使用。

貳 古方今用

一 健胸豐乳有秘方

儘管有人比喻：女人的「胸部大小」恰與頭腦的「知識多少」成反比，但是身為女人，那獨有的性徵如果無法「凸出」，心中的遺憾及自卑是不難想見的。

很多父母望女成鳳，偏偏女性的發育期，一般中醫認為在二七天癸至（即十四歲）時，卻面臨國中升高中的課業壓力，因為用腦多、運動少，所以食慾少。眼看別家女兒長得挺胸玉立，而自己的寶貝女兒卻困於繁忙的功課，被升學考試壓扁了「尊嚴」，無法抬頭與「挺胸」。父母一方面期望女兒用功讀書，考上好高中、再考上理想大學，但面對女兒的發育不良卻心生愧疚。

作者從事中醫藥研究多年，願意為天下父母親達成「孝女」的願望，也希望為被「小籠包」困擾，須用各種虛偽造假的方法，去做表面功夫的婦女消除煩惱，讓天下婦女抬頭挺胸，活得樂觀有自信。

中醫認為「乳房」屬於脾、「乳頭」屬於肝。男子先天之氣在於腎，而女子先天之氣在於肝。而脾主肌肉而肝為藏血之臟，所以要健胸豐乳，必須健脾胃、補肝血。

用「加味四物湯燉豬腳花生」可以健胸豐乳。驗方組成如下：熟地八錢、酒炒當歸三錢、醋炒白芍三錢、川芎一錢半，加女貞子三錢、仙靈脾三錢、木瓜三錢、白木通二錢、萬點金二錢，先用六碗冷水浸泡半小時後煎成二碗藥液。另用豬腳（前腳去爪切段）燉花生，待熟爛之後，取那二碗藥汁混入，再用文火續燉二十分鐘，於每晚洗澡前一小時，先吃豬腳花生再喝藥膳湯，而後利用洗澡時，按摩乳房十分鐘，使血液循環暢通於胸部，持續半個月，不僅身上的肌肉增多，胸部更是顯而易見。原來的胸罩可能不適用，要有更換的心理準備。

必須提醒的是：千萬不可用豬的後腳，也不可吃過豬腳花生及喝下藥膳湯後就睡覺，否則，該大的地方未大，不該大的地方卻增加贅肉，而須另行「瘦身美容」，那就划不來了。

二 減肥消脂有秘方

古人說：胖是福；今人卻說：胖是呆。不管是福還是呆，胖的人都有減肥的願望，尤其是性喜苗條身材的女性，更不喜歡聽到「看起來很有福氣！」的讚美。

時下流行的瘦身、消脂、減重，名稱雖然不同，且有男女之別，實際上卻以消除贅肉及多餘的脂肪為重點。

中藥運用在減肥及消脂方面有很好的效能，用取自天然植物的中藥，透過中醫藥的配伍法則而組成的「減肥消脂方」，可以藉由養份的供應及代謝的功能，而達到減肥、消脂、減重的目的，並且能增進身

體的健康。與採用抽脂、外揉、強迫不當運動、餓肚子⋯⋯等法相較，應該是減肥消脂的最佳選擇。

「減肥消脂方」為決明子一兩、山楂三錢、蒲黃三錢、神麴二錢、陳皮二錢、烏梅二錢、車前子二錢、萊菔子二錢、何首烏二錢、澤瀉二錢、甘草二錢、醋制大黃一錢、麻黃二錢（先煎去沫），先用八碗水煎成三碗，再分三次飲用。或用上方去麻黃，用十二碗水煮來當茶喝，就是最有效的減肥消脂茶。

此方值得一談的是：麻黃有用來提神及發汗之用。一般胖的人大多貪睡，而麻黃可以提振精神，發汗也可以排出體內毒素。山楂、神麴、萊菔子都是消化食積藥物，而以決明子為君藥，除潤腸之外，更是配伍作為降脂及降壓作用。車前子與澤瀉配伍，具有利水滲濕的良好效果。方中加何首烏為一大特點，因何首烏具有潤腸通便之效外，更是養血滋陰、補肝腎的良藥；而甘草能調和諸藥，若生用更助諸藥降瀉效果。此方連續飲用十日能覺身輕神爽，另外，降脂效果更是明顯，而且只消贅肉，不影響健康。

第十五堂課

傳統草藥療法

傳統草藥療法

古代的名醫非常強調養生，所以有上工（醫）治末病，下工（醫）治已病之說，因此藥亦分上品藥用來養生，下品藥用來治病。

人總是在失去所有之後，才知原有的可貴，而「千萬家財不如一身健康」的名訓，也只有失去健康的人才能深切體會。大家如能在平時注重養生，達成老當益壯的長壽，生命的價值才有意義；如不注重養生，等到疾病纏身、機能退化而臥病床前，不但折磨自己也會累及子孫。

作者研究中草藥多年，以傳授中醫藥知識及出版中醫藥健康叢書為職志，不以藥物求名利，但願人人皆健康。因此願意提供一帖免疫養生的健康茶，希望讀者能從中獲益。

壹　免疫健康茶既保健又防病

根據中醫五行入五臟的理論：先天免疫系統在於腎，用淫羊藿五錢；後天免疫系統在於脾，用黃耆一兩；免疫的調節功能在於肝，用白花蛇舌草五錢。以上三味藥直接刺激大淋巴球，增加且增強免疫系統。而肺是間接增加含氧量，才能使淋巴系統發揮功能，因此，用白色的西洋蔘三錢補肺氣，再用甘草二錢調和諸藥。

歐美先進國家所重視的預防醫學，在台灣已逐漸被重視，這就是中國古代的養生觀念。這帖五味上品中藥組成的「免疫健康茶」為單人一日份量，先用八碗水煎成三碗，再分三次飯後飲用，對於人體的細胞及組織機能，可增強免疫力來抵抗致病的外邪侵襲。本方提供讀者參考，希望都能從中受惠。

貳 男子白濁女子白帶草藥方

俗諺：十男九虛，十女九帶。泌尿系統的失衡所帶來的困擾，也是非常令人難受的。

白濁症是生殖器官的疾病，係因接觸到淋病菌而得（通常因為不潔的小便傳染），所以也稱淋病。患者會有流精、腫脹、痛癢的現象。

婦女白帶是婦科最常見的疾病之一，常見症狀是自陰道內流出粘膩或稀薄的白色液體，導致容易疲勞及頭暈現象（蹲下遽起尤甚），病因是脾腎兩虛所造成。

對於男性的白濁及女子的白帶諸症，台灣的民間有一帖很有效的草藥經驗方，提供給有上述諸症困擾者參考。

驗方為：白龍船、白肉豆、白榭榴，三種青草藥的頭根各二兩，用十二碗水煮開後用文火熬二小時，並在一日內分三次飲用，具有良效。

白龍船味甘性涼，具有清肝降壓、活血散瘀之效，主治：腎氣虧損、下消、白帶等症，並能調經理帶收澀精氣。白肉豆味甘性平，具有健脾和中、消暑化濕之效，主治：下消、赤白帶下、脾虛嘔逆等症。白榭榴味酸性溫，具澀腸止血之效，主治：血脈不通及女子帶下。

參 中草藥可根治攝護腺肥大症

攝護腺是俗稱，其學名是前列腺，它介於射精管與尿道球腺之間，是男性專有的器官。攝護腺肥大與性激素有關，是屬於良性的前列腺增生症。

俗話說：「十男九攝」，大多男性過了四十歲之後，攝護腺便會緩慢的增生，並隨年齡不斷增加而肥大，所以攝護腺肥大症就是前列腺內部產生良性腫瘤的腺腫，在發病的初期症狀大都為排尿方面的問題，諸如：尿

流速度變慢、次數增加，而就寢後夜間頻尿更會影響睡眠，且偶而也會發生排尿困難的現象。

攝護腺肥大症早期如不治療，會使膀胱肌肉肥厚，使尿道變形，須增加膀胱的收縮力，才能使尿通過阻塞而排出，但時間久了膀胱會失去收縮性，使尿液無法貯存於膀胱而回流到輸尿管，導致輸尿管擴大及腎臟肥大而實質萎縮，引起頻尿失禁、出血等症，甚至尿中毒而死亡。

前列腺（攝護腺）肥大，一般西醫以開刀割除來根治，而中草藥可以免除開刀的煩惱，因此，作者願意提供經驗方，希望對受困擾的男性有所助益。

驗方為：當歸五錢、榆白皮、白檀香、酒黃柏、川草薢、茯苓、百節草各三錢，琥珀一錢五分，以上各藥材用三碗水煎成八分，藥渣亦同，每日一帖二次服用。

此方中當歸入心、肺、肝三經，用以活血；榆白皮性滑通行大小便消浮腫；白檀香消風腫腎氣攻心；酒黃柏入腎膀胱二經，能消下焦炎火、補腎水之衰、利小便、泄亢盛之陽；川草薢入脾、腎、膀胱三經，主風寒濕痺、膀胱宿水以利水道；茯苓入肺、脾、小腸三經，利小便；百節草入肺、心、大腸、膀胱四經，通九竅開毛孔、破癥瘕除積聚；琥珀入心、脾、小腸三經，安五臟、消淤血、利水道五淋、破癥結。此方專攻下焦之通行，能運化小便利尿之功能，故凡便道不通者服之立效，是消炎、祛浮腫、利小便、補腎水的良方。

肆 中草藥治肺癌有奇效

台灣地區由於空氣污染嚴重，容易造成呼吸系統的病變。而男性由於抽菸、女性由於廚房的油煙，使肺部負荷更多，加上風寒襲胸（春風、秋風、夏天的冷氣、冬天的冷風），因此由於感冒引發病變，而不

幸罹患肺癌的人數愈來愈多，所以忌抽菸、拒絕二手菸，且煮菜的用油不要太固定（可以沙拉油、葵花油、植物油循環使用），並注意廚房的清潔及工作環境（例如「石棉」即是致癌物質），可以降低罹患肺癌的機率。

肺主氣職司呼吸，為貯痰之器官，因此肺癌的初期類似感冒，多久咳不癒，甚至痰中帶血。因肺癌多生於右肺葉上部，所以胸部會隱隱作痛、嘎聲飽呃、體重逐漸減輕，且稍一運動或爬樓梯即呼吸急促，疲憊不堪。

中國醫學在源遠流長的治療經驗中，有一本《黴癧新書》提供了一帖專治肺癌的方劑——紫根牡蠣湯。方中用當歸、川芎、白芍、黃耆、甘草、紫草根、牡蠣、忍冬花、升麻、大黃等十味中藥組成。目前各大藥廠亦有「紫草根牡蠣湯」的科學中藥。

除了中藥方劑之外，中國民間亦有一帖專治肺癌的草藥方——七夏豆根湯。由三種草藥組成：七葉一枝花根頭、夏枯草及山豆根各一兩，用八碗水煎成三碗，每日一劑分三次服。

罹患癌症，想要根治並不容易，一般西醫的治療除早期能開刀切除外，用化學療法、放射療法只是必要的治療一環。中草藥方面的治療，也只能朝向提高免疫力及降低副作用方面來努力。而「紫根牡蠣湯」及「七夏豆根湯」是針對肺癌，被驗證具有療效的經驗方，作者提出僅供參考，希望對患者及其家屬能有幫助。

第十六堂課

經絡醫學

經絡醫學

研究經絡治病的醫學就稱之為「經絡醫學」,而「經絡」是經脈與絡脈的總稱,包括十二正經與奇經八脈。十二經脈又包括了深入體內的「十二經別」、淺出體表的「十二經筋」以及十二皮部。「絡脈」則是從正經的「絡穴」分出,連接縱行經脈的橫向支脈,共有十五絡脈,即自十二經及任督二脈各自出一絡,加上脾之大絡,共十五條絡脈。而十五絡脈外還有分支,即浮絡、孫絡等。

經絡醫學將臟腑學說與經絡學說結合運用,是中醫學中最大的特色。先賢說:學醫不懂臟腑經絡,開口動手皆錯,因此想要深入了解經脈的完整內容,首先必須解析十二經脈。

壹 十二正經

一 十二正經

十二正經即手三陰經(手太陰肺經、手厥陰心包經、手少陰心經)、手三陽經(手陽明大腸經、手少陽三焦經、手太陽小腸經)、足三陽經(足明陽胃經、足少陽膽經膽、足太陽膀胱經)、足三陰經(足太陰脾經、足厥陰肝經、足少陰腎經)的總稱。

二 十二經脈的循行走向

手三陰經從胸走向手、手三陽經從手走向頭、足三陽經從頭走足、足三陰經從足走回胸腹。

三 十二經脈的交接規律

陰經與陽經（指表裏經）多在四肢部銜接。陽經與陽經（指同名經）在頭面部相接。陰經與陰經（即手足三陰經）在胸部交接。

四 十二經脈流注次序

是通過手足陰陽表裏經的逐經相傳，即從手太陰肺經開始，依次傳手陽明大腸經、足陽明胃經、足太陰脾經、手少陰心經、手太陽小腸經、足太陽膀胱經、足少陰腎經、手厥陰心包經、手少陽三焦經、足少陽膽經、足厥陰肝經，再傳手太陰肺經，就構成了一個周而復始，如環無端的傳注系統。

學習針灸、推拿、刮痧、拔罐，須先掌握經絡循行及分佈概況，因此先介紹十二正經的循行分佈。

十二經脈在人體四肢部循行分佈的規律是：上肢內側面前緣拇指橈側端爲手太陰、上肢內側面後緣小指側端爲手少陰、上肢內側面中間及中指末端爲手厥陰，以上合稱手三陰。

食指橈側端至上肢外側面前爲手陽明、小指尺側端至上肢外側面後緣爲手太陽、環指尺側端至上肢外側面中間爲手少陽，以上合稱手三陽。

下肢外側面前緣及第二趾外側端爲足陽明、下肢外側面後緣及小趾外側端爲足太陽、下肢外側面中間及第四趾外側端爲足太陽、下肢外側面中間及第四趾外側端爲足少陽，以上合稱足三陽。

拇趾內側端及下肢內側面中間轉至前緣爲足太陰、足心至下肢內側面後緣爲足少陰、大趾外側端及下肢內側面前緣轉至中間爲足厥陰，以上合稱足三陰。

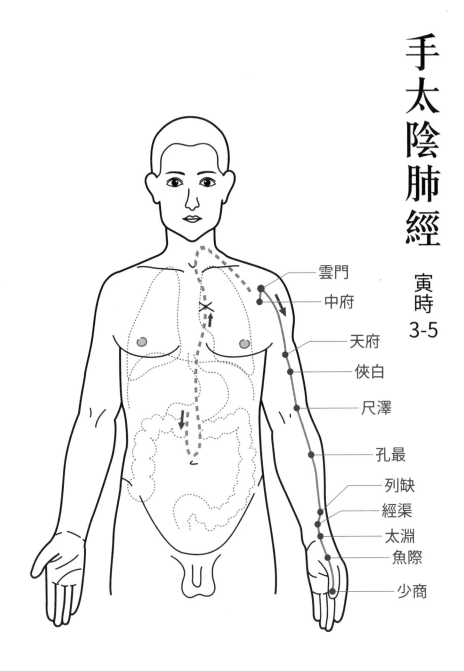

手太陰肺經 寅時 3-5

雲門
中府
天府
俠白
尺澤
孔最
列缺
經渠
太淵
魚際
少商

（一）手太陰肺經

❶ 經文

肺手太陰之脈，起於中焦，下絡大腸，還循胃口，上膈屬肺。從肺系出腋下，下循臑內，行少陰、心主之前下肘中，循臂內上骨下廉，入寸口，上魚，循魚際，出大指之端。其支者，從腕後，直出次指內廉，出其端。

> ◆ **林博士譯文** ◆
>
> 手太陰肺經，起始於中焦，向下連絡大腸，再回繞至胃的上口賁門，通過橫膈部，屬於肺，再從肺系（氣管、喉嚨部）橫出中府穴，然後向下沿著上臂內側，到達肘窩處，繼續沿前臂內側的前緣，進入寸口，經過魚際，再沿著魚際的邊緣，直出拇指端的少商穴。它的支脈從腕後缺處分出，沿食指橈側到該指橈側端。

❷ 分支解析

手太陰肺經有一條支脈，從列缺穴分出，走向食指內側端的商陽穴，然後交手陽明大腸經。

❸ 主治範圍

肺部、咽喉、胸腔等呼吸系統，以及經脈循行部位的疾病。

❹ 病理表現

感冒、傷風、咳嗽、氣喘、胸部脹悶、咳血、咽喉腫痛，以及經脈循行部位的疼痛。

❺ 循行時間：經氣流注於寅時（清晨 3 點～ 5 點）。

❻ 體表穴位

在體表左右各有十一穴，分別是中府、雲門、天府、俠白、尺澤、孔最、列缺、經渠、太淵、魚際、少商。

◆ **林博士　口訣** ◆　①肺府雲天白尺最；②列渠淵魚少 11。

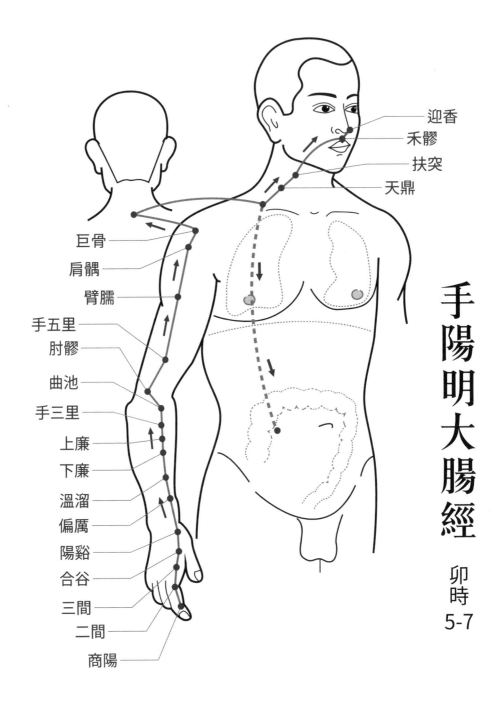

迎香
禾髎
扶突
天鼎

巨骨
肩髃
臂臑
手五里
肘髎
曲池
手三里
上廉
下廉
溫溜
偏厲
陽谿
合谷
三間
二間
商陽

手陽明大腸經

卯時
5-7

（二）手陽明大腸經

❶ 經文

大腸手陽明之脈，起於大指次指之端，循指上廉，出合谷兩骨之間，上入兩筋之中，循臂上廉，入肘外廉，上臑外前廉，上肩，出髃骨之前廉，上出於柱骨之會上，下入缺盆，絡肺，下膈，屬大腸。其支者，從缺盆上頸，貫頰，入下齒中，還出挾口，交人中，左之右，右之左，上挾鼻孔。

◆ 林博士譯文 ◆

手陽明大腸經，起始於拇指與次指之端，沿著食指的內側向上，經過第一、二掌骨之間的合谷穴，進入拇長伸肌腱和拇短伸肌腱之間，沿前臂外側的前緣，到達手肘外側，繼續沿著上臂外側的前緣，上行到肩端的肩髃穴，順著肩峰的前緣上行，從頸椎的大椎穴出來，再向下從缺盆處進入，連絡肺，往下通過橫膈，最後到達大腸，屬於大腸。它的支脈從鎖骨上窩缺盆處上行到頸部，通過面頰，進入下排的牙齦，再回繞到上唇，與對側的經脈在人中處交會，然後左側的經脈向右行、右側的經脈向左行，上挾鼻孔旁分布於鼻翼旁的迎香穴。

❷ 分支解析

手陽明大腸經有一條支脈，從缺盆處上行到頸部，通過面頰，進入下排的牙齦，再回繞到上唇，與對側的經脈在人中處交會，然後左側的經脈向右行、右側的經脈向左行，分布於鼻翼旁的迎香穴，再交足陽明胃經。

❸ 主治範圍

頭面部位、口鼻咽喉部、熱性疾病，以及經脈循行部位的病證。

❹ 病理表現

腹瀉、腹痛、便秘、腸蠕動異常、下排牙齒及齒齦痛、咽喉腫痛、鼻塞、流鼻血，以及經脈循行部位的疼痛。

⑤ **循行時間**：經氣流注於卯時（清晨 5 點～ 7 點）。

⑥ **體表穴位**

在體表左右各有二十穴，分別是商陽、二間、三間、合谷、陽谿、偏厲、溫溜、下廉、上廉、手三里、曲池、肘髎、手五里、臂臑、肩髃、巨骨、天鼎、扶突、口禾髎、迎香。

林博士 口訣	① 大商二三合谷谿偏；② 溜下上三曲肘里；③ 臂肩巨鼎扶禾香。

（三）足陽明胃經

❶ **經文**

胃足陽明之脈，起於鼻之交頞中，旁納太陽之脈，下循鼻外，入上齒中，還出挾口，環唇，下交承漿，卻循頤後下廉，出大迎，循頰車，上耳前，過客主人，循髮際，至額顱。其支者，從大迎前下人迎，循喉嚨，入缺盆，下膈，屬胃，絡脾。其直者，從缺盆下乳內廉，下挾臍，入氣街中。其支者，起於胃口，下循腹裏，下至氣街中而合，以下髀關，抵伏兔，下膝臏中，下循脛外廉，下足跗，入中指內間。其支者，下膝三寸而別，下入中指外間。其支者，別跗上，人大指間，出其端。

◆ **林博士譯文** ◆

足陽明胃經，起始於鼻翼旁的迎香穴，向上旁接足太陽膀胱經的睛明穴，然後往下到承泣穴，進入上牙齦，再返回挾著口的兩旁，環繞嘴唇，往下在承漿穴交會，然後再向後沿著腮部，出來到下頜的大迎穴，再沿著頰車部，上行到耳前的下關穴（客主人）、循著髮際，到達頭維穴的額顱處。

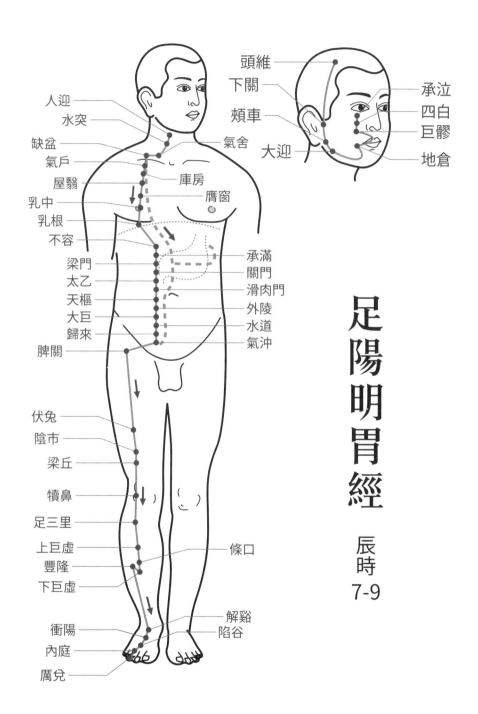

人迎
水突
缺盆
氣戶
屋翳
乳中
乳根
不容
梁門
太乙
天樞
大巨
歸來
脾關

伏兔
陰市
梁丘
犢鼻
足三里
上巨虛
豐隆
下巨虛

衝陽
內庭
厲兌

氣舍
庫房
膺窗

承滿
關門
滑肉門
外陵
水道
氣沖

條口

解谿
陷谷

頭維
下關
頰車
大迎

承泣
四白
巨髎
地倉

足陽明胃經

辰時
7-9

❷ 分支解析：足陽明胃經共有有五條支脈

① 它的支脈從大迎穴分出，經頸動脈沿喉嚨向下行，從缺盆處進入，通過橫膈，屬於胃，絡脾。

② 它的直行支脈由缺盆處分出，經過乳頭，向下挾臍兩旁，沿腹壁到達氣沖穴。

③ 它的支脈從胃的下口幽門向下，沿著腹內壁到達氣沖穴再出來，下到髀關穴，抵達伏兔穴，然後再向下行至膝部髕骨，再循脛骨外側向下行到足部跗骨，入第二趾外側端的厲兌穴。

④ 它的另一支脈從膝下 3 寸處足三里穴分支，下行到足中趾的外側處。

⑤ 又一支脈從足跗上的沖陽穴分出，進入足大趾內側端的隱白穴，然後交足太陰脾經。

❸ 主治範圍

胃腸障礙、頭面部位、口鼻、眼睛、熱性疾病、精神病、下肢痿弱無力，以及經脈循行部位的病證。

❹ 病理表現

胃痛、噁心、嘔吐、煩渴、易飢、咽喉腫痛、流鼻血、上排牙痛及齒齦痛，以及經脈循行部位的疼痛。

❺ 循行時間：經氣流注於辰時（清晨 7 點～ 9 點）。

❻ 體表穴位

在體表左右各有四十五穴，分別是承泣、四白、巨髎、地倉、大迎、頰車、下關、頭維、人迎、水突、氣舍、缺盆、氣戶、庫房、屋翳、膺窗、乳中、乳根、不容、承滿、梁門、關門、太乙、滑肉門、天樞、外陵、大巨、水道、歸來、氣沖、髀關、伏兔、陰市、梁丘、犢鼻、足三里、上巨虛、條口、下巨虛、豐隆、解谿、衝陽、陷谷、內庭、厲兌。

林博士口訣	① 承四巨地大頰下頭；② 人水氣，缺氣庫屋膺乳乳；③ 不承梁關太滑天，外大水歸氣；④ 髀伏陰梁，犢足上條下豐，解衝陷內厲。

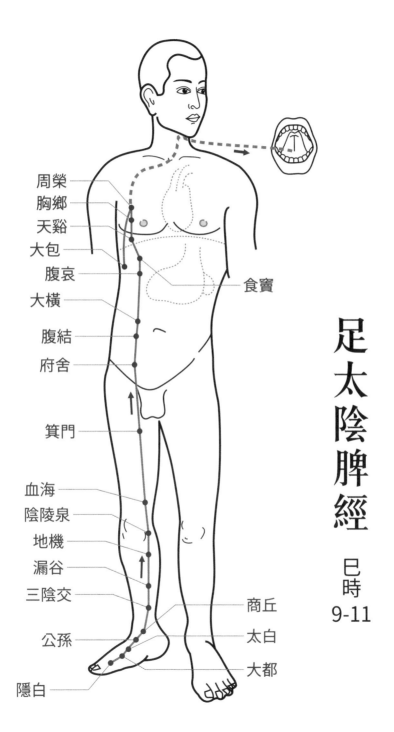

周榮
胸鄉
天谿
大包
腹哀
大橫
腹結
府舍
箕門
血海
陰陵泉
地機
漏谷
三陰交
公孫
隱白

食竇

商丘
太白
大都

足太陰脾經

巳時
9-11

（四）足太陰脾經

❶ 經文

脾足太陰之脈，起於大指之端，循指內側白肉際，過核骨後，上內踝前廉，上踹內，循脛骨後，交出厥陰之前，上膝股內前廉，入腹，屬脾，絡胃，上膈，挾咽，連舌本，散舌下。其支者，復從胃，別上膈，注心中。

> **◆ 林博士譯文 ◆**
>
> 足太陰脾經，起始於大趾末端的隱白穴，沿著足大趾內側的赤白肉際，經第一蹠骨小頭後，上行到內踝前方、上踹內，然後再沿著脛骨的後面，交出足厥陰肝經前面，進入膝及股的內側前緣、進入腹部。屬於脾，絡胃。再上行通過橫膈，挾著食道及咽喉，連接舌根，散佈到舌下。

❷ 分支解析

足太陰脾經有一條支脈，從胃部通過橫膈，向上流注於心中，交接手少陰心經。

❸ 主治範圍

消化障礙、婦科疾病、小便不利、水腫，以及經脈循行部位的病證。

❹ 病理表現

舌根部痛、味覺遲鈍、消化不良、腹脹、大便不易成形、身體沉重，以及經脈循行部位的疼痛。

❺ 循行時間：經氣流注於巳時（上午 9 點～ 11 點）。

❻ 體表穴位

在體表左右各有二十一穴，分別是隱白、大都、太白、公孫、商丘、三陰交、漏谷、地機、陰陵泉、血海、箕門、衝門、府舍、腹結、大橫、腹哀、食竇、天谿、胸鄉、周榮、大包。

◆ 林博士口訣 ◆	① 隱大太公商、三漏地陰血箕；② 衝府腹大腹，食天胸周大。

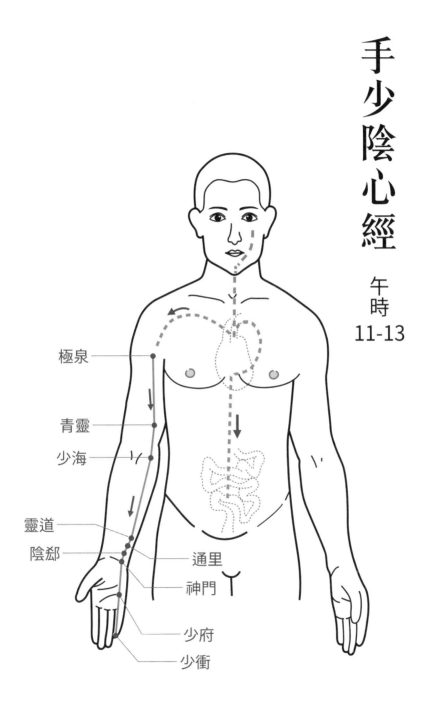

手少陰心經　午時 11-13

極泉

青靈

少海

靈道

陰郄

通里

神門

少府

少衝

（五）手少陰心經

❶ 經文

心手少陰之脈，起於心中，出屬心系，絡小腸。其支者，從心系，上挾咽喉，系目系。其直者，復從心系，卻上肺，下出腋下，下循臑內後廉，行太陰、心主之後，下肘內，循臂內後廉，抵掌後銳骨之端，入掌內後廉，循小指之內，出其端。從心系分出，向上挾咽喉，與目系（眼後與腦相連的組織）相聯繫。復從心系分出，上行至肺，向下出於腋下。

◆ **林博士譯文** ◆

手少陰心經，起始於心中，出來屬於心系（心及其相連的組織），向下行通過橫膈，連絡小腸。

❷ 分支解析：手少陰心經有二條支脈

① 它的支脈從心系分出，上行挾咽喉部，再向上聯繫目系。

② 它的直行支脈是從心系分出，上行到肺，再向下到腋下的極泉穴出來，沿手臂內側後緣，走行於手太陰經和手厥陰經之後，向下經肘關節內側緣到前臂的尺側緣，抵達掌後豌豆骨處進入掌中，沿小指的橈側到該指的末端少沖穴，交手太陽小腸經。

❸ 主治範圍：心臟、胸腔、精神，以及經脈循行部位的疾病。

❹ 病理表現

心悸、心痛、口渴、目黃、咽乾、手掌心發熱、上臂內側面疼痛，以及經脈循行部位的疼痛。

❺ 循行時間：經氣流注於午時（上午 11 點～下午 1 點）。

❻ 體表穴位

在體表左右各有九穴，分別是極泉、青靈、少海、靈道、通里、陰郄、神門、少府、少衝。

◆ **林博士口訣** ◆　極青少，靈通陰神，少少。

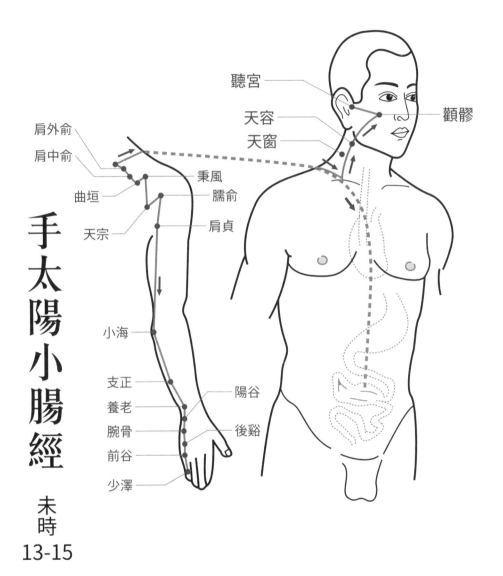

聽宮

天容

天窗

顴髎

肩外俞

肩中俞

曲垣

天宗

秉風

臑俞

肩貞

手太陽小腸經

小海

支正

養老

腕骨

前谷

少澤

陽谷

後谿

未時
13-15

（六）手太陽小腸經

❶ 經文

小腸手太陽之脈，起於小指之端，循手外側上腕，出踝中，直上循臂骨下廉，出肘內側兩骨之間，上循臑外後廉，出肩解，繞肩胛，交肩上，入缺盆，絡心，循咽下膈，抵胃，屬小腸。其支者，從缺盆循頸，上頰，至目銳眥，卻耳中。其支者，別頰上䪼，抵鼻，至目內眥，斜絡於顴。

◆ **林博士譯文** ◆

手太陽小腸經，起始於起於小指外側末端的少澤穴，沿著手掌的外側，上行到腕部，再出來到尺骨小頭的養老穴。然後向上直行，到達肘的內側面，經過兩筋之間，上行到上臂的外側後緣，到達肩關節的後面，繞行肩胛部，在肩上交會於第七頸椎棘突下的大椎穴，再由缺盆處向下進入連絡心，沿著食道穿過橫膈，然後到達胃。屬於小腸。

---

❷ 分支解析：手太陽小腸經有二條支脈

① 它的支脈從鎖骨上窩缺盆處沿著頸旁上行，到達面頰，然後到目外眥，再轉入耳前的聽宮穴，進入耳中。

② 另一支脈由面頰部上行，再到鼻旁目內眥處的睛明穴，接足太陽膀胱經、斜行絡於顴骨部的顴髎穴。

❸ 主治範圍

咽喉腫痛、耳聾、耳鳴、肩項腰背痛，以及經脈循行部位的疾病。

❹ 病理表現

肩背疼痛、上臂外側痛、面頰腫、目黃、耳聾、腰痛，以及經脈循行部位的疼痛。

❺ 循行時間：經氣流注於未時（下午 1 點～ 3 點）。

⑥ 體表穴位

在體表左右各有十九穴，分別是少澤、前谷、后谿、腕骨、陽谷、養老、支正、小海、肩貞、臑俞、天宗、秉風、曲垣、肩外俞、肩中俞、天窗、天容、顴髎、聽宮。

◆ **林博士口訣** ◆ ① 少前后腕陽，養支小；② 肩臑天秉，曲肩肩，天天顴聽。

（七）足太陽膀胱經

① 經文

膀胱足太陽之脈，起於目內眥，上額，交巔。其支者：從巔至耳上角。其直者：從巔入絡腦，還出別下項，循肩膊，挾脊抵腰中，入循膂，絡腎，屬膀胱。其支者：從腰中，下挾脊，貫臀，入膕中。其支者：從膊內左右別下貫胛，挾脊內，過髀樞，循髀外後廉下合膕中——以下貫踹內，出外踝之後，循京骨至小指外側。

◆ **林博士譯文** ◆

膀胱足太陽之脈，起始於目內眥的睛明穴，上行到額頭，交會於頭頂的百會穴。

② 分支解析：足太陽膀胱經有四條支脈

① 直行經脈：經氣由百會穴進入，連絡腦，然後從後頸部出來，沿肩胛的內側，挾著脊柱兩旁到達腰臀部，並從脊柱旁進入內腔，連絡腎。屬於膀胱。

② 頭部支脈：由百會穴分出，行到耳上角顳腦部。

③ 腰部支脈：由腰部分出，向下經過臀部，到達膕窩。

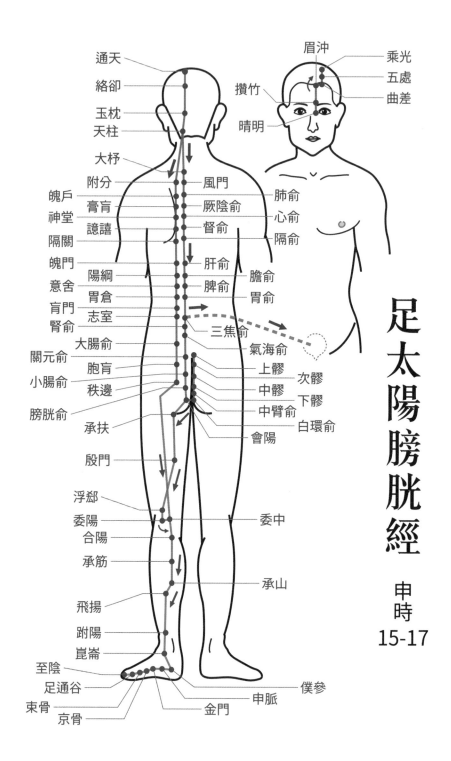

通天
絡卻
玉枕
天柱
大杼
附分
魄戶
神堂
譩譆
隔關
魄門
意舍
肓門
腎俞
大腸俞
關元俞
小腸俞
膀胱俞
承扶
殷門
浮郄
委陽
合陽
承筋
飛揚
跗陽
崑崙
至陰
足通谷
束骨
京骨

風門
厥陰俞
督俞
肝俞
脾俞
胃倉
志室
三焦俞
氣海俞
上髎
次髎
中髎
下髎
中膂俞
白環俞
會陽
金門

膏肓
陽綱

眉沖
攢竹
晴明

乘光
五處
曲差

肺俞
心俞
隔俞

膽俞
胃俞

委中

承山

僕參
申脈

足太陽膀胱經

申時
15-17

112

④ 項部支脈：由後頸部分出，向下通過肩胛的內緣，到達髖部的環跳穴，再沿著大腿的外側下行，並與前支會合於膕窩處，然後合併下行，經過外踝的後方，到達足小趾外側端的至陰穴，交接足少陰腎經。

❸ 主治範圍

內側線對應五臟六腑相關各種病症，以及經脈循行部位的疾病。

❹ 病理表現

小便不利、痔疾、狂癲、頭痛、眼睛痛、流淚、鼻塞、流涕、鼻血，以及經脈循行部位的疼痛。

❺ 循行時間：經氣流注於申時（下午 3 點～ 5 點）。

❻ 體表穴位

在體表左右各有六十七穴，分別是睛明、攢竹、眉衝、曲差、五處、承光、通天、絡卻、玉枕、天柱、大杼、風門、肺俞、厥陰俞、心俞、督俞、膈俞、肝俞、膽俞、脾俞、胃俞、三焦俞、腎俞、氣海俞、大腸俞、關元俞、小腸俞、膀胱俞、中膂俞、白環俞、上髎、次髎、中髎、下髎、會陽、承扶、殷門、浮郄、委陽、委中、附分、魄戶、膏肓俞、神堂、譩譆、膈關、魂門、陽綱、意舍、胃倉、肓門、志室、胞肓、秩邊、合陽、承筋、承山、飛揚、跗陽、崑崙、僕參、申脈、金門、京骨、束骨、足通谷、至陰。

林博士口訣	① 睛攢眉曲五承通，絡玉天。
	② 大風肺厥心督膈，肝膽脾胃三焦腎，氣大關小膀中白，上次中下會。
	③ 承殷浮委委，附魄膏肓神譩膈，魂陽意舍胃肓志室，胞秩，合承承。
	④ 飛跗崑崙，僕申金京，束骨通至陰。

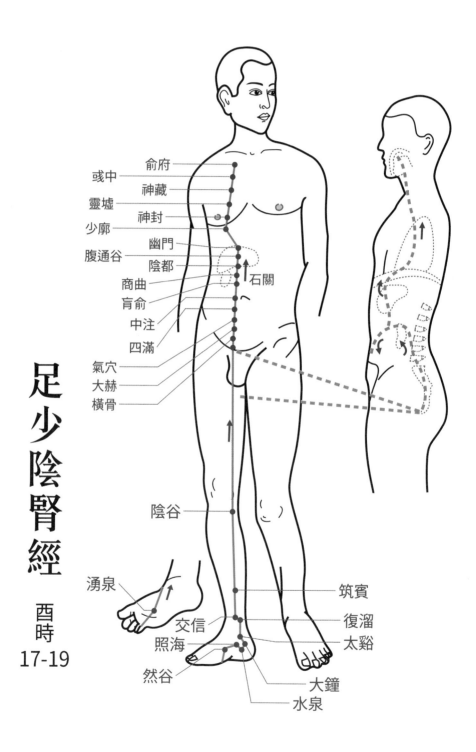

俞府
彧中
靈墟
少廓
腹通谷

神藏
神封
幽門
陰都
商曲
肓俞
中注
四滿
氣穴
大赫
橫骨

石關

足少陰腎經 酉時 17-19

陰谷

湧泉

交信
照海
然谷

築賓
復溜
太谿

大鐘
水泉

(八) 足少陰腎經

❶ 經文

腎足少陰之脈，起於小指之端，邪走足心，出於然谷之下，循內踝之後，別入跟中，以上踹內，出膕內廉，上股內後廉，貫脊屬腎，絡膀胱。其直者，從腎上貫肝、膈，入肺中，循喉嚨，挾舌本。其支者，從肺出，絡心，注胸中。

◆ **林博士譯文** ◆

足少陰腎經，起始於足小趾下方，斜走向足底心的湧泉穴，然後從舟骨粗隆的下面然谷穴走出來，沿內踝的後方到達足跟部，再向上行於小腿的內側，一直上行，到達膕窩的內側面，再繼續向上，到大腿內側的後緣，貫通脊柱的長強穴，最後到達腎，並連絡膀胱。

❷ 分支解析：足少陰腎經有二條支脈

① 直行支脈由腎上行，連貫肝，再通過橫膈，然後進入肺，沿著喉嚨挾著舌根。

② 另一支脈由肺部分出，連絡心，再流注於胸中，交接手厥陰心包經。

❸ 主治範圍

咽喉、肺、腎、泌尿系、婦科，以及經脈循行部位的疾病。

❹ 病理表現

遺尿、尿頻、遺精、腰痛、下肢痿弱無力、足心熱、舌燥咽乾、咽喉腫痛、水腫、大便乾燥或泄瀉，以及經脈循行部位的疼痛。

❺ 循行時間：經氣流注於酉時（下午 5 點～ 7 點）。

❻ 體表穴位

在體表左右各有二十七穴，分別是湧泉、然谷、太谿、大鐘、水泉、照海、復溜、交信、築賓、陰谷、橫骨、大赫、氣穴、四滿、中注、肓俞、商曲、石關、陰都、腹通谷、幽門、步廊、神封、靈墟、神藏、彧中、俞府。

◆ 林博士 口訣 ◆	① 湧然太谿大水照，復交信賓谷；② 橫大氣四中肓，商石陰通幽；③ 步神靈神彧中俞府。

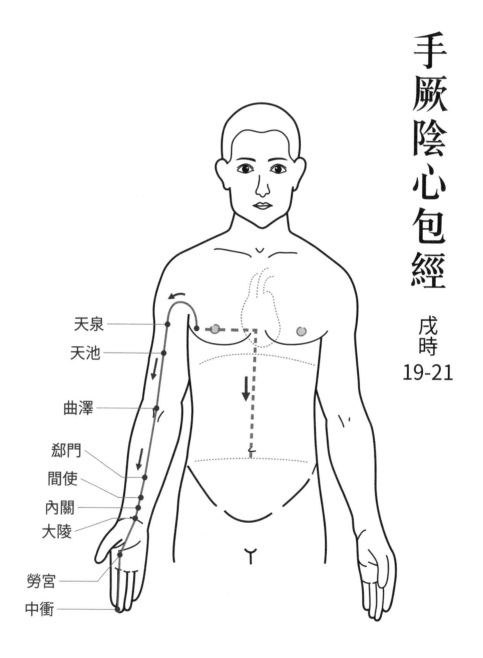

手
厥
陰
心
包
經

戌
時
19-21

天泉
天池

曲澤

郄門
間使
內關
大陵

勞宮
中衝

（九）手厥陰心包經

❶ 經文

心主手厥陰心包絡之脈，起於胸中，出屬心包絡，下膈，歷絡三焦。其支者，循胸出脅，下腋三寸，上抵腋，下循臑內，行太陰、少陰之間，入肘中，下臂，行兩筋之間，入掌中，循中指，出其端。其支者，別掌中，循小指次指出其端。

◆ **林博士譯文** ◆

手厥陰心包經之脈起於胸中，走出到心包絡，向下行通過橫膈，由胸到腹部依次經歷上、中、下三焦，連絡三焦。

❷ 分支解析：手厥陰心包經有二條支脈

① 它的分支沿胸中出脅部，到達腋下三吋的天池穴，然後上行到腋窩，沿著上臂內側進入肘窩，再向下行於前臂兩筋之間，進入掌中，沿著中指到達指端的中衝穴。

② 另一支脈從掌中的勞宮穴處分出，再沿著無名指到達指端的關衝穴，交手少陽三焦經。

❸ 主治範圍

心臟、胸腔、胃、精神，以及經脈循行部位的疾病。

❹ 病理表現

胸脅滿悶、腋部腫大、手心熱、心悸、心痛、喜笑不休，以及經脈循行部位的疼痛。

❺ 循行時間：經氣流注於戌時（晚上 7 點～9 點）。

❻ 體表穴位

在體表左右各有九穴，分別是天池、天泉、曲澤、郄門、間使、內關、大陵、勞宮、中衝。

◆ **林博士口訣** ◆　①池泉澤、郄間內；②關大勞中。

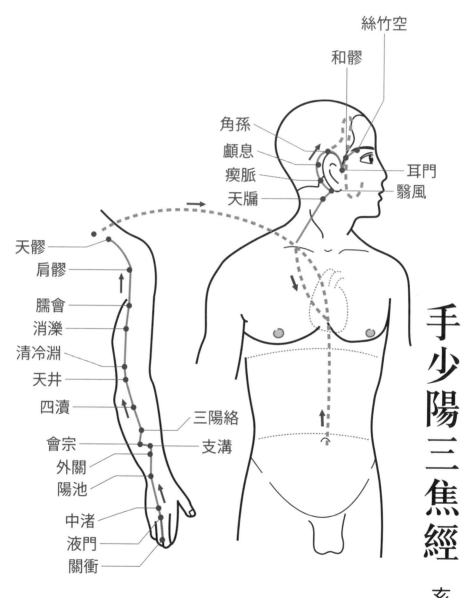

絲竹空

和髎

角孫

顱息

瘈脈

天牖

耳門

翳風

天髎

肩髎

臑會

消濼

清冷淵

天井

四瀆

三陽絡

會宗

支溝

外關

陽池

中渚

液門

關衝

手少陽三焦經

亥時
21-23

（十）手少陽三焦經

❶ 經文

三焦手少陽之脈，起於小指次指之端，上出兩指之間，循手腕，出臂外兩骨之間，上貫肘，循臑外上肩，而交出足少陽之後，入缺盆，布膻中，散絡心包，下膈，遍屬三焦。其支者，從膻中，上出缺盆，上項系耳後，直上出耳上角，以屈下頰至䪼。其支者，從耳後入耳中，出走耳前，過客主人前，交頰，至目銳眥。

◆ 林博士譯文 ◆

手少陽三焦經，起始於無名指端的關衝穴，向上行於第四、五掌骨間，再沿著手腕背面上行於橈骨尺骨的中間，通過肘尖，沿著上臂的外側上行肩部，交出足少陽經的後面，然後轉進入鎖骨上窩缺盆處，分佈到胸中，連絡心包，向下通過橫膈，廣泛遍屬於上、中、下、三焦。

它的支脈，從耳後進入耳中，出走耳前的和髎、耳門、聽會三穴後，經過客主人（上關）前，交到面頰到目銳眥（接足少陽膽經）。

---

❷ 分支解析

手少陽三焦經有二條支脈

① 它的支脈從從胸中分出，由膻中上行從缺盆處出來，再上行到頸部，沿著耳後直上，到達耳後上方，然後轉彎向面頰部，到達目眶下。

② 另一支脈從耳後進入耳中，再出來到達耳前，與前支交會於面頰部，到達目外眥的絲竹空穴，交足少陽膽經。

❸ 主治範圍

頭、面、耳、眼睛、咽喉、水液代謝、熱性疾病，以及經脈循行部位的疾病。

❹ 病理表現

水腫、小便不利、耳聾、耳鳴、咽腫、喉嚨痛、面頰痛，以及經脈循行部位的疼痛。

❺ 循行時間：經氣流注於亥時（晚上 9 點～ 11 點）。

❻ 體表穴位

在體表左右各有二十三穴，分別是關衝、液門、中渚、陽池、外關、支溝、會宗、三陽絡、四瀆、天井、清冷淵、消濼、臑會、肩髎、天髎、天牖、翳風、瘈脈、顱息、角孫、耳門、耳和髎、絲竹空。

林博士口訣	① 關衝液渚陽關支會，三四天，清消臑，髎髎天；② 牖翳瘈脈顱息；③ 角孫耳門和髎絲竹空。

（十一）足少陽膽經

❶ 經文

膽足少陽之脈，起於目銳眥，上抵頭角，下耳後，循頸，行手少陽之前，至肩上，卻交出手少陽之後，入缺盆。其支者，從耳後入耳中，出走耳前，至目銳眥後。其支者，別銳眥，下大迎，合於手少陽，抵於䪼，下加頰車，下頸，合缺盆，以下胸中，貫膈，絡肝，屬膽，循脅裏，出氣街，繞毛際，橫入髀厭中。其直者，從缺盆下腋，循胸，過季脅，下合髀厭中，以下循髀陽，出膝外廉，下外輔骨之前，直下抵絕骨之端，下出外踝之前，循足跗上，入小指次指之間。其支者，別跗上，入大指之間，循大指歧骨內，出其端，還貫爪甲，出三毛。

◆ 林博士譯文 ◆

足少陽膽經，起始於目外眥，上行到額角，再往下走到耳後方，沿著頸的側面，行於手少陽三焦經的前面，到達肩上，再退回走到手少陽三焦經的後面，然後進入缺盆處。

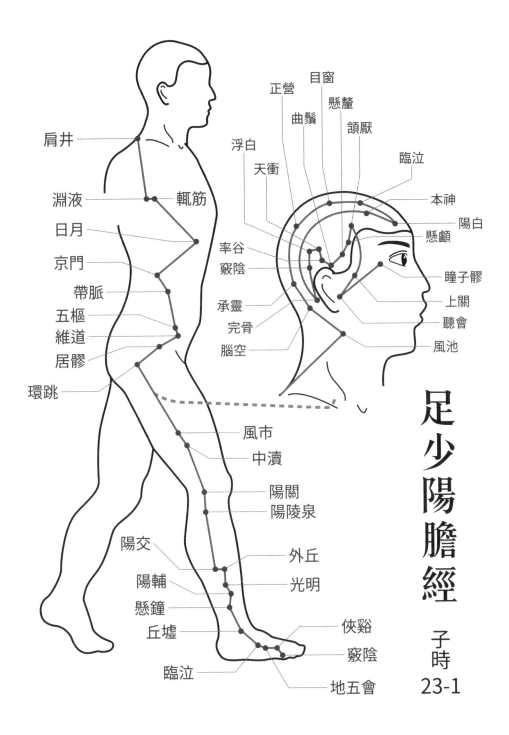

肩井
淵液　輒筋
日月
京門
帶脈
五樞
維道
居髎
環跳

正營　目窗
曲鬢　懸釐
浮白　　頷厭
天衝　　　臨泣
率谷　　　本神
竅陰　　　陽白
承靈　　　懸顱
完骨　　　瞳子髎
腦空　　　上關
　　　　　聽會
　　　　　風池

風市
中瀆
陽關
陽陵泉
陽交　　　外丘
陽輔　　　光明
懸鐘
丘墟　　　俠谿
臨泣　　　竅陰
　　　　　地五會

足少陽膽經 子時 23-1

❷ **分支解析**

足少陽膽經有四條支脈

① 它的支脈從耳後分出，進入耳中，再走到耳前，到達目外眥的後面。

② 另一支脈從目外眥分出，下行到大迎穴，與手少陽三焦經面頰部的分支會合，再行到眼眶下，向下到達下頜角頰車穴處，下行到頸部，然後在缺盆處會合進入胸中，通過橫膈，連絡肝、到達膽，屬於膽，再沿著脅裏，淺行出腹股溝氣街處，環繞陰部毛際，然後橫向的進入髖關節的環跳穴部位。

③ 它的直行支脈從缺盆處分出，向下行到腋下，沿著胸部側面，通過季脅，向下與前分支會合於髖關節環跳穴一帶，再由此處下行，沿大腿外側到膝外側緣，行於腓骨小頭前，然後順著腓骨直向下，再走到外踝的前面，沿著足背上入到足第四趾的外側端。

④ 另一支脈從足背分出，行於足大趾趾縫間，沿第一及第二蹠骨間出趾端，返回來通過爪甲，出於足大趾背叢毛部，交接足厥陰肝經。

❸ **主治範圍**

頭、眼睛、耳、咽喉、精神、熱性疾病，以及經脈循行部位的疾病。

❹ **病理表現**

口苦、目眩、下頜痛、頭痛、胸脅痛、寒熱交作、頸項側及腋下腫塊，以及經脈循行部位的疼痛。

❺ **循行時間**：經氣流注於子時（晚上 11 點～凌晨 1 點）。

❻ **體表穴位**

在體表左右各有四十四穴，分別是瞳子髎、聽會、上關（客主人）、頷厭、懸顱、懸釐、曲鬢、率谷、天衝、浮白、頭竅陰、完骨、本神、陽白、頭臨泣、目窗、正營、承靈、腦空、風池、肩井、淵腋、輒筋、日月、京門、帶脈、五樞、維道、居髎、環跳、風市、中瀆、膝陽關、陽陵泉、陽交、外丘、光明、陽輔、懸鐘、丘墟、足臨泣、地五會、俠谿、足竅陰。

（十二） 足厥陰肝經

❶ 經文

肝足厥陰之脈，起于大指叢毛之際，上循足跗上廉，去內踝一寸，上踝八寸，交出太陰之後，上膕內廉，循股陰，人毛中，環陰器，抵小腹，挾胃，屬肝，絡膽，上貫膈，布脅肋，循喉嚨之後，上入頏顙，連目系，上出額，與督脈會於巔。其支者，從目系下頰裏，環唇內。其支者，復從肝別，貫膈，上注肺。

◆ 林博士譯文 ◆

足厥陰肝經，起始於足大趾背上叢毛邊緣大敦穴，向上沿著足背，到距離內踝前一寸的中封穴，再沿著脛骨的內側緣上行，到達內踝上八寸處，交出足太陰脾經的後面，然後向上通過膝的內側面，在沿著大腿的內側進入陰毛中，環繞外生殖器，抵達小腹，夾胃旁，到達肝，屬於肝，連絡膽，再向上通過橫膈，分佈到脅肋，並沿著氣管後面，向上進入喉頭部，聯繫目系，向上從額頭淺行而出，與督脈在頭頂交會。

❷ 分支解析

足厥陰肝經有二條支脈

① 它的支脈從目系分出，向下到頰裡，環繞口唇內側。

② 另一支脈從肝分出，通過橫膈，向上流注入肺，交接手太陰肺經。

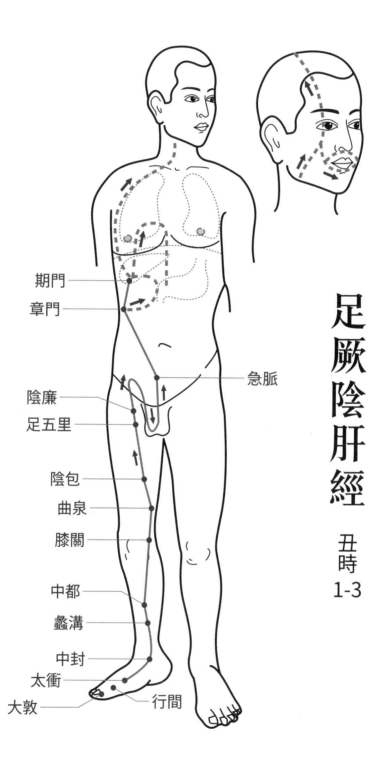

期門

章門

陰廉

足五里

陰包

曲泉

膝關

中都

蠡溝

中封

太衝

大敦

急脈

行間

足厥陰肝經

丑時
1-3

③ **主治範圍**

　　肝、婦科、前陰部，以及經脈循行部位的疾病。

④ **病理表現**

　　腰痛、咽乾、疝氣、少腹部痛、遺尿、小便不利、胸部脹滿、噁心、嘔逆、瀉泄，以及經脈循行部位的疼痛。

⑤ **循行時間**：經氣流注於丑時（凌晨 1 點～ 3 點）。

⑥ **體表穴位**

　　在體表左右各有十四穴，分別是大敦、行間、太衝、中封、蠡溝、中都、膝關、曲泉、陰包、足五里、陰廉、急脈、章門、期門。

◆ **林博士口訣** ◆　① 敦行衝封溝中、膝曲泉包；② 五陰急章期門。

（十三）十五絡脈

　　十五絡脈從十四經脈的「絡穴」分出，連接縱行經脈的橫向支脈，即自十二經及任督二脈各自別出一絡，加上從脾經的「大包穴」分出的脾之大絡，共十五條絡脈。

　　十五絡脈外還有更細的分支，即分布於肌表的浮絡、及更細的孫絡等。

　　十五絡脈主要作用是加強表裏經之間的體表聯繫，它與十二皮部，共同擔負體表皮膚營衛的責任，也可能與解剖學中血管淋巴等組織相呼應。

貳 奇經八脈

　　奇經八脈是督脈、任脈、沖脈、帶脈、陰維脈、陽維脈、陰蹻脈、陽蹻脈的總稱。它們與十二正經不同，並不直屬臟腑，又無表裏配合的關係，但與奇恆之腑有密切關係。

一 奇經八脈的兩大作用

1 密切十二經脈之間的聯繫。如督脈為「陽脈之海」，可調節全身諸陽經的作用；任脈為「陰脈之海」，可調節全身諸陰經的作用，而沖脈有「經絡之海、血海」之說，與任脈共司女子月經和胎孕的功能。任、督、沖三脈皆起於「腎下、胞中」會陰穴，是「下元」的重要部位。三脈在奇經中居統率地位。

2 對十二經氣血有蓄積和滲灌的調節作用。奇經八脈的腧穴，大多寄附於十二經脈之中，只有督、任二脈各有腧穴。茲將督脈及任脈詳細介紹如下。

（一）督脈

❶ 經文

　　〈難經・二十八難〉：督脈者，起於下極之俞，并於脊裏，上至風府，入屬於腦。

◆　**林博士譯文**　◆

督脈起始於小腹部，向下由會陰穴（兩陰之間）出來，再向後由會陽穴處貫通入脊，沿著脊柱的內部上行，到達後腦部的風府穴，進入腦內，然後再回出上行到達頭頂，再沿著前額部正中線下行到鼻柱，繼續向下，直達唇內的齦交穴終止。

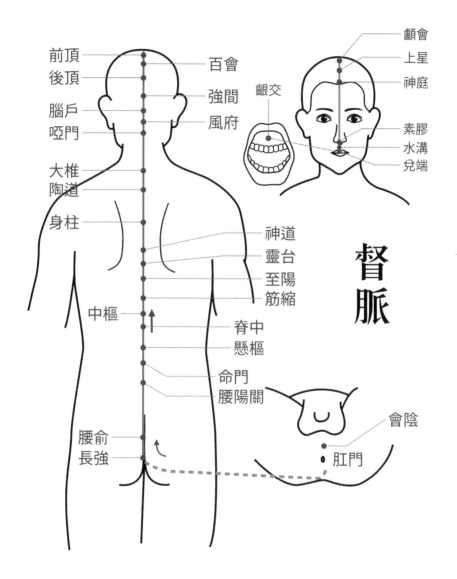

督脈

前頂
後頂
腦戶
啞門
大椎
陶道
身柱
中樞
腰俞
長強

百會
強間
風府

神道
靈台
至陽
筋縮
脊中
懸樞
命門
腰陽關

顖會
上星
神庭
素膠
水溝
兌端

齦交

會陰
肛門

❷ 病理表現

脊柱強直、厥冷、頭痛、癲癇。

❸ 體表穴位

督脈在體表共有二十八穴，分別是長強、腰俞、腰陽關、命門、懸樞、脊中、中樞、筋縮、至陽、靈台、神道、身柱、陶道、大椎、啞門、風府、腦戶、強間、后頂、百會、前頂、囟會、上星、神庭、素髎、水溝、兌端、齦交。

◆ 林博士 口訣 ◆	① 長腰陽命懸脊中、縮至靈神身陶大；② 啞府腦間后百前，囟上神素水兌齦。

（二）任脈

❶ 經文

〈素問‧骨空論〉：任脈者，起於中極之下，以上毛際，循腹裏上關元，至咽喉，上頤循面入目。

◆ 林博士譯文 ◆

任脈起始於小腹部，向下由會陰穴（兩孔之間）出來，再向上行到橫骨上陰毛處，沿腹胸部正中綫上行通過關元穴、經歷石門穴及氣海穴、到達陰交穴，再通過肚臍中央的神闕穴直上，一直到達咽喉部，再上行到面頰，環繞口唇，並沿著面部，到達兩眼正下方的承泣穴終止。

❷ 病理表現

胸悶、腹脹、疝氣、婦科、泌尿及生殖系病證。

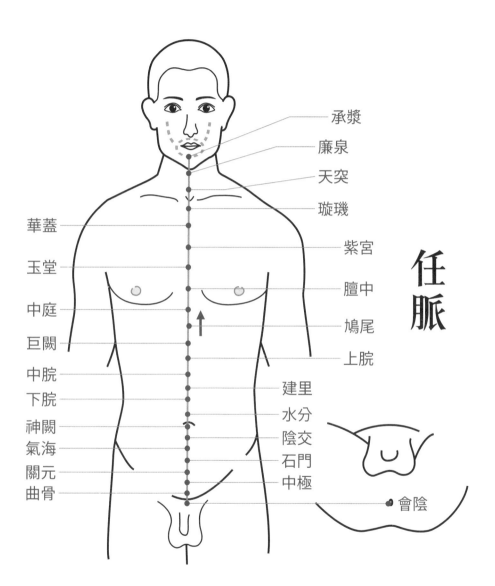

承漿
廉泉
天突
璇璣
紫宮
膻中
鳩尾
上脘
建里
水分
陰交
石門
中極
會陰

華蓋
玉堂
中庭
巨闕
中脘
下脘
神闕
氣海
關元
曲骨

任脈

❸ 體表穴位

任脈在體表共有二十四穴，分別是會陰、曲骨、中極、關元、石門、氣海、陰交、神闕、水分、下脘、建里、中脘、上脘、巨闕、鳩尾、中庭、膻中、玉堂、紫宮、華蓋、璇璣、天突、廉泉、承漿。

林博士 口訣	① 會曲中關石氣陰、神水下建中上脘；② 巨鳩尾庭中玉紫蓋、璇璣天突廉泉漿。

經絡醫學的應用

經絡醫學的應用

壹 神奇的無痛刮痧治病術

一 前言

中醫刮痧術是中醫外治法的傳統醫術，以其實用性高並合乎「簡便廉驗」的四大原則，因此經數千年而歷久彌新，對於位於熱帶氣候區的人，刮痧術更是「人體生命工程」必修的重要學科。

刮痧治療，是一種自然療法，沒有副作用。透過刺激體表的十二皮部來達到舒暢十二經筋、行氣活血，及加強新陳代謝的效能。刮痧主要是刮拭經絡上的穴位，並經由經氣的疏通，可調節臟腑的功能、達到治病的效果。

二 痧的定義

痧是體內疾病在體表的特殊表現，而「刮痧」是以邊緣潤滑的器具，在人體表面的經絡線或特定部位重複刮拭，使皮膚出現點或片狀的瘀斑或痧點，以調整機體功能、袪除疾病為目的的物理外治療法。

（一）刮痧的治病的六大原理

❶ 自體溶血作用：刮痧治病的出痧過程，是一種由血管擴張、漸至毛細血管破裂，使血流外溢，皮膚局部出現瘀斑的現象。這些血凝塊（出痧）不久即能潰散，而達到自體溶血作用，形成一種新的「刺激素」，能加強局部的新陳代謝，具有消炎的作用。自體溶血是一個延緩的良性弱刺激過程，它不但可以刺激免疫系統使其得到調整，還能通過向心性的神經傳導作用於大

腦皮質，調節大腦的興奮及抑制過程，亦可平衡內分泌系統的作用。

❷ **活血去瘀生新**：刮痧可調節肌肉的收縮和舒張，使組織間的壓力得到調解，以促進刮拭部位組織周圍的血液循環，增加組織流量，從而起到「活血化瘀、去瘀生新」的作用。

❸ **調整陰陽平衡**：刮痧對臟腑功能有明顯的調整作用，如腸蠕動亢進者，在腹部和背腰部等處腧穴進行刮痧，可使亢進者受到抑制而恢復正常。反之，腸蠕動功能減退者則可透過刮痧腧穴，恢復增強腸蠕動。

❹ **調整臟腑信息**：人體的各個臟腑都有其特定的「生物信息」（固有頻率及生物電等），當臟腑發生病變時，相關的生物信息就會發生變化，而臟器的生物信息改變，可影響整個系統乃至全身的機能平衡，給予各種刺激或各種能量傳遞的作用在體表的特定部位和腧穴，會產生一定的生物信息，通過信息傳遞，系統輸入到有關的臟腑器官，調整失常的生物信息，從而達到對病變臟器的調整作用。這是刮痧治病的依據之一。例如在「內關穴」刮拭輸入調整信息，可調整冠狀動脈循環，延長左心室射血時間，使心絞痛的患者心肌收縮力增強，心輸出量增加，增加冠狀動脈流量和血氧供給。又如在「足三里穴」刮拭輸入調整信息，對垂體－腎上腺髓質的功能有提高免疫能力、調整腸蠕動的作用。

❺ **舒筋活絡止痛**：凡有疼痛則肌肉必定緊張；而「肌張力」升高又勢必引起疼痛，它們互為因果關係，在肌肉附著點和筋膜、韌帶、關節囊等受損傷的軟組織，會發出疼痛訊號，通過神經的反射作用，使有關組織處於緊張的狀態。肌肉的收縮、緊張直到痙攣便是此一狀態的反應，其目的是為了減少肢體活動來減輕疼痛，這是人體的自然反應。此時，若未及時治療或治療不徹底，損傷的組織可形成不同程度的黏連、纖維化或留下疤痕，以致不斷發出有害的衝動，加重疼痛、壓痛和肌肉收縮緊張，繼而在周圍組織引起繼發性疼痛的病灶，形成新陳代謝的障礙，加重了「不通則痛」的病理變化。

臨床治療經驗得知，刮痧消除疼痛的病灶，肌緊張也就一起消除，如果使緊張的肌肉得以鬆弛，則疼痛和壓迫症狀就明顯減輕或消失，同時有利於病灶的修復。

刮痧是消除疼痛和肌肉緊張、痙攣的有效方法：

① 加強局部循環，使局部組織溫度升高。

② 在刮痧板直接刺激作用下，提高了局部組織的痛閾。

③ 緊張和痙攣的肌肉通過刮痧板的作用得到舒展，從而解除其緊張痙攣，並消除疼痛。

❻ 排除體內毒素：刮痧的過程可使局部組織形成高度充血，讓血管神經受到刺激使血管擴張、血流及淋巴液增快、吞噬作用及搬運力量加強，使體內的廢物及毒素加速排除、血液得到淨化、組織細胞得到營養，以增加抗病能力、減輕病勢，促進健康的恢復。

（二）刮痧的體位

由於刮痧是一種偶而會有疼痛的刺激，為防止意外，一般都採用臥位，但也可根據具體情況採用坐位。

常用的體位：

❶ 坐位：患者倒騎坐於椅子上，雙手自然放於椅背上，此法有利於刮治雙上肢與背部等處。

❷ 俯臥位：患者俯臥於床上，兩臂平擺於身體兩側，頜下墊一薄枕，此為有利於刮治背部、腰部、膕窩及下肢後側和足跟腱等處。

❸ 側臥位：患者側臥於床上，同側腿屈曲，對側腿自然伸直，雙上肢屈曲放於身體的前側，此為有利於刮治脅肋部及對側小腿外側等處。

❹ 仰臥位：患者自然平躺於床上，雙上肢平擺於身體兩側，此法有利於刮治頭面部、胸部、腹部及雙下肢的前側、前內側等處。

（三）刮痧的方法

刮痧時，先在要刮的部位，塗抹適量的介質：刮痧油、精油。刮痧方向則以「陰升、陽降」為原則：人體的上部為陽，向下刮；下部為陰，向上刮；背部

為陽，向下刮；腹面為陰，向上刮；四肢外側為陽，向下刮；四肢內側為陰，向上刮；手三陰由軀幹向手指末端刮，手三陽由手指末端向軀幹刮；足三陰由趾端向軀幹刮，足三陽由軀幹向趾端刮。

選用作者研發的【超能量刮痧點穴棒】，一端為點穴，一端為刮痧之用。使用刮痧棒時，要以垂直的角度將刮痧棒輕按皮膚表面，以螺旋式或劃「6」的形狀往單一方向刮動，不可來回刮動，而用力要均勻且慢慢加重。出痧時，皮膚表面會出現紅色斑點，嚴重時呈現黑色，一般刮到斑點不再變濃即可，不可過度。平常也可輕輕刮作健康保養。

刮痧注意事項：

❶ 刮痧治病時應注意室內保暖，尤其在冬季應避寒冷與風口。夏季刮痧時，應迴避風扇直接吹向刮拭部位。

❷ 刮砂時以經絡線為主，相關經脈宜條狀輕刮，不宜整面刮，以免皮膚刺激過大引起發燒。

❸ 已發高燒、疾病、空肚子、懷有身孕或手術後身體未恢復者，不宜刮痧。

❹ 吃飯前後一小時內不宜刮痧，且刮痧出痧後半小時以內忌洗冷水澡。

❺ 體弱年邁、兒童、特別緊張怕痛的患者刮拭宜用補法，並隨時觀察病人的面色表情及全身情況，以便及時發現並處理意外情況。

❻ 女性月經來時，不宜刮三陰交穴；月經流血不止時可刮陽陵泉穴幫助止血。孕婦的腹部、腰底部，婦女的乳頭禁刮。

❼ 眼睛、耳孔、鼻孔、舌、口唇五官處、前後兩陰、肚臍（神闕穴）處禁刮。

❽ 高血壓及心臟病患者，應以先輕後重的方式循序漸進刮拭。

❾ 身體肥胖或肌肉結實者，應大力刮才能顯示出效果；相反小孩或年長者則應輕輕刮拭。

❿ 法定傳染病，如霍亂、流行性腦膜炎、絕症、病症末期、白喉、梅毒等，及感染性皮膚病不宜刮痧。

⓫ 刮砂時，宜於通風處，且刮完後，應穿上衣服避免吹風受寒。

⓬ 身體凹凸部分如關節、骨骼，用稜角的部位刮拭更好。

⓭ 刮拭後，飲一大杯白開水，增加新陳代謝。

⓮ 刮拭後兩、三天，刮處會有痛癢可以清涼膏、或護膚油減輕狀況。

⓯ 刮痧後產生的紅斑會在 3 ～ 6 天自行消失，但前一次刮痧部位的痧斑未退之前，不宜在原處再次刮拭。原處再次刮痧時間以原處皮膚痧退為標準，約需 3 ～ 6 天，即可繼續刮拭，如果患部不再有紅斑表示病症已痊癒。

（四）刮痧的操作方法

刮痧是使用邊緣光滑圓潤的物體在體表刮動，使體表出現刮痕的一種治病方法。操作時以手持刮痧器具（最好使用作者發明的刮痧點穴棒），在病人體表的特定部位塗上介質，從經絡自上而下、或由任督二脈向左右兩側刮動，至皮下呈顯出一條長形紫紅色痧痕為止。刮動時用力要均勻，一般採用腕力，同時要根據病人的反應，隨時調整刮動的力量。

其各部位的刮動方法是：

❶ **背部**：病人取側臥位或俯臥位或坐位，而醫者側立於患者背側，先從大椎穴由上向下刮至第三胸椎，再從第四胸椎刮到十二胸椎，然後由第一腰椎刮至第五腰椎為止，接著從第一胸椎旁開，沿肋間向外側斜刮：左刮一道痕、右刮一道痕，一般左右側各刮出 5 ～ 7 道刮痕即可。

❷ **頸部**：頸部兩側各刮一道痧痕、項部兩側各刮一道痧痕、雙側肩胛骨各刮一道痧痕。

❸ **胸部**：患者取仰臥位或坐位，從胸骨向外側在第二、三、四肋之間各刮一道痧痕，而乳房禁刮。

❹ **四肢**：體位以方便刮治為原則，於肘部、膕窩、上下肢雙側各刮出一道痧痕。

貳 飛經走穴拔罐法

一 拔罐療法

採用不同形狀的杯罐狀器具，借助抽氣或燃燒等法排出杯罐中空氣，形成負壓，使杯罐吸住體表一定部位，用以治療疾病的方法，稱為拔罐療法。

它具有使用簡便、經濟、安全、療效顯著等特點。俗話説：扎針拔罐，病好一半。適用於內、外、婦、兒、五官、皮膚等臨床各科疾病，因此，學中醫有必要學習拔罐療法。

（一）罐具的種類

拔罐所用的器具繁多，凡是杯或罐皆可使用，但現在常用者僅有三種。

❶ 抽氣式塑膠罐。

❷ 投火用玻璃罐。

❸ 傳統用竹筒罐。

（二）拔罐的方法

❶ **藥洗拔罐**：將藥洗塗抹於欲拔罐之處，使藥效滲透該部位後，再行拔罐。

❷ **放血拔罐**：先將患處皮膚消毒，再用放血針、梅花針或三稜針，點刺相應部位，使之出血少許再加拔罐，吸拔出瘀滯之惡血。

❸ **火罐的妙用**：用長柄鉗夾住酒精棉球，用火點燃，往玻璃罐環繞一、二圈後迅速抽出，且立刻將罐扣罩於欲拔部位上，即可吸住。留罐時間視病情而定，一般為 5 ～ 10 分鐘。作者個人喜用「閃罐」，即將罐拔上後，立即取下，再反覆吸拔多次至皮膚潮紅為止。「閃罐法」多用於局部皮膚麻木，或功能低下的虛弱病人。

❹ **走罐的技巧**：走罐又稱滑罐，作用於面積大、肌肉豐厚的部位，如背腰部、大腿部。先在拔罐的部位和罐口邊緣塗上潤滑油脂，在將罐拔上後，用手握住罐體，用力於患部上下左右，慢慢來回推移約 7 ～ 8 次，直到局部皮膚呈現潮紅或瘀血即可。

❺ **針罐**：這是針刺拔罐的特殊技巧，未學過針灸者忌用，而學過針灸與學過拔罐者，可將兩種療法融會貫通。先在治療的腧穴上針刺，通過手法產生針感後留針，再以該針為中心，加上拔罐，稱為『留針拔罐』，若針刺通過手法得氣後，即時出針，再於該處拔罐，稱為『出針拔罐』。

參 全身按摩技巧彙編

一 頭面 ➡ 先面後頭

（一）面部

開天門 ➡ 抹雙柳 ➡ 掐魚腰 ➡ 揉太陽 ➡ 掐四白 ➡ 掐睛明 ➡ 點巨髎 ➡ 推頰車 ➡ 雙揪鈴鐺 ➡ 搓掌浴面 ➡ 分推前額。

（二）頭部

推正頂 ➡ 點按百會 ➡ 分抹五經 ➡ 乾洗頭 ➡ 掃散少陽 ➡ 指尖叩擊 ➡ 揉捏池頸 ➡ 四指歸提 ➡ 點揉風池 ➡ 合掌刁頸。

二 胸部

推肋法 ➡ 膻中揉摩 ➡ 按壓中府、雲門 ➡ 開胸順氣 ➡ 龍鳳呈祥 ➡ 晨籠解罩 ➡ 點按胸骨 ➡ 寬胸法。

三 腹部

腹部橫摩（先上腹，再下腹）➡ 腹部斜推 ➡ 腹肌提拿 ➡ 按上腹 ➡ 臍周團摩法 ➡ 臍膀橫摩 ➡ 獅子滾繡球 ➡ 按腹中法 ➡ 按下腹 ➡ 點按天樞、氣沖 ➡ 消氣法。

四 背部

拿肩井 ➡ 背部分推 ➡ 掌推肩胛 ➡ 按肩胛內緣 ➡ 雙滾肩背 ➡ 直推背部 ➡ 揉大椎、陽關 ➡ 順藤摸瓜 ➡ 提拿夾脊 ➡ 按脊中 ➡ 背部按揉 ➡ 吉慶有餘。

五 腰部保健順序

　　腰部橫摩 ➡ 推按腰背肌 ➡ 拿揉腰肌法 ➡ 疊掌按腰 ➡ 雙龍點腎 ➡ 溫腎補氣 ➡ 搓髎點強 ➡ 按壓環跳 ➡ 腰胝拳揉 ➡ 揉臀部法 ➡ 叩擊腰部。

六 下肢保健順序

（一）先仰後臥位

　　股內側揉捏 ➡ 拳頂合揉 ➡ 按股前法 ➡ 拿股內側法 ➡ 下肢抖動法 ➡ 提拿足三陰、足三陽法 ➡ 膝關節周圍揉法 ➡ 揉足三里。

（二）改換俯臥位

　　推後下肢 ➡ 提拿腿後側 ➡ 股後揉捏法 ➡ 點按下肢 ➡ 下肢拍打。

七 上肢保健按摩順序

　　肩周摩按 ➡ 捏揉腋前線 ➡ 捏揉腋後線 ➡ 雙手揉球 ➡ 雙手搓臂 ➡ 雙龍點肩 ➡ 搖臂抻抖 ➡ 大鵬展翅 ➡ 推手三陽、手三陰法 ➡ 按神門法 ➡ 按勞宮 ➡ 抒抖十指 ➡ 抖動上臂。

八 背心性按摩順序

　　面頭 ➡ 胸 ➡ 腰 ➡ 下肢 ➡ 背 ➡ 腰 ➡ 下肢（俯臥）➡ 頭面 ➡ 上肢。

九 向心性按摩順序

　　下肢後部（先俯臥）➡ 腰背臀 ➡ 頭面 ➡ 上肢、胸腹部 ➡ 下肢前部。（註：關於推拿按摩療法參見【特別附錄】。）

第十八堂課

中醫藥驗方集錦

中醫藥驗方集錦

為了提高師生間的互動，並驗收學生的學習心得，每個學期，作者要求學生一律上網繳書面作業。剛開始只要求學生在作者的部落格「中醫藥教學在台灣」中任選一篇文章閱讀，並做回應；後來規定學生將「學習心得」報告寄到作者的 Email；最後具體選定一個題目：「我（或親友）看中醫或吃中藥治療疾病的經驗談」。這項書面期末作業學生用心的回應，現摘錄數篇如下：

台灣首府大學・中醫藥概論期末報告精選集

❖ 期末報告的中藥單位一錢＝ 3.75 克。

〔一〕

我訪問了幾位同學，大家都有定期回診，而大多數人的身體不適是因為長期熬夜造成的，也有人有胃痛不舒服之類的問題。

某位同學說：「進去診間時，中醫會先幫你把脈，然後告訴你身體那裡欠安。」醫生說他長期內分泌失調，胃不好、營養不容易吸收，又太常熬夜，才會那麼瘦。

同學忘記醫生幫他開的藥方了，但是他說中醫可以調整身體，還滿推薦的。

另外一位同學是打籃球造成腳扭傷，有傷到骨頭，看了好一段時間的中醫。我問他為什麼不去看西醫，他

説中醫比較沒有副作用，藥材也比較天然，比較不會造成身體的負擔，現在也持續在貼藥膏。

應英二 A　許○慈

二

　　有位男同事常會感覺胸口悶悶的，食慾不振，偶爾還會噁心、腹鳴（飯後一段時間也會），容易下痢，有時心窩會稍微疼痛。由於這位同事已經40 多歲了，原本大家以為是不是心、肺方面的疾病，如果心臟出問題就嚴重了，都勸他去做體檢。但是這位同事擔心沒病，去體檢反而檢查出一堆病來，因此跑去看中醫。

　　診斷的結果：胃比較弱，有慢性胃炎的現象。中醫師幫他開的藥方叫做「半夏瀉心湯」，經詢問這藥方的組成藥材如下：半夏 5 錢、黃芩 2.5 錢、乾薑 2.5 錢、人蔘 2.5 錢、甘草 2.5 錢、大棗 2.5 錢、黃連 1 粒。

　　同事表示，大約吃了一個星期後，症狀有明顯的改善，比較不會胸悶，心窩也沒有疼痛的感覺了，其他症狀也慢慢的減輕中。

企管系四 A　趙○怡

三

　　我有一位住在北部的朋友，她常常為經痛煩惱，長期服用止痛藥，久而久之，藥效慢慢變差，最後經朋友的介紹，才由母親帶她去看中醫。

　　經詳細把脈看診後，醫生認為的病情是屬於「氣血虛弱型」經痛，相當於西方醫學的「子宮發育不良」。

診察完後，開立藥方如下：黨參、當歸、川芎、白芍、熟地、香附、延胡、黃耆、麥冬、以上各二錢，以清水三碗煎成一碗，趁熱服用，另配「琥珀散」（藥方不明），一日三回。

吃藥後腹痛逐漸減輕，第二天已完全不痛，生活如常。複診時醫生建議她，平時要多運動，並推薦調經補血的中藥用於日常保養，幾個月後明顯地感覺到差異，現在已經沒有當初經痛的情形。

企管 3B　許○濬

四

我的爺爺患有糖尿病，西藥吃了很久都沒有明顯的改善，直到有一次阿姨去中醫行抓了一帖藥方，長期服用下來，雖然並未完全恢復，但症狀已經改善很多了。

藥方如下：生地 30 克、黃耆 30 克、菟絲子 30 克、黨參 30 克、麥冬 15 克、山萸肉 12 克、玄參 12 克、茯苓 12 克。

資工系林○彥

五

有一位親友常常失眠，好不容易睡著了，又一直作夢，隔天起來都會很疲憊。

經中醫師診斷，醫師告訴他：用腦的人，血液常集中在腦部。白天有精神情緒障礙或用腦過度的人，大腦功能常處於不穩定的狀態，到了晚上自然就容易失眠，因為腦袋還在持續運轉。

「頭涼腳熱」是睡眠的理想原則，臨睡前如果能把兩腳浸泡在稍熱的水盆裡十數分鐘，不但有助於解除當天的疲勞，同時也有安眠的作用。

有人怕光、怕吵，一上床便用被子蒙住頭，腳反而露在外面，結果血液容易集中在腦部，形成一種興奮狀態而導致失眠。同樣的道理，臨睡前還在用腦思考，會使大腦持續興奮，頭腦無法冷靜，當然睡不著覺。

運動能使血液回流體內，讓大腦休息；適量的運動還能提高體內的腦內啡濃度，幫助肌肉放鬆、中心體溫下降，熟睡期與深睡期會加長、加深，達到充分休息的效果。但睡前三小時內從事激烈運動，會刺激腎上腺素的分泌，增加亢奮，反而無法入睡。

入睡前用手搓左右腳心，亦即腳底正中凹陷處 —— 足少陰腎經的「湧泉穴」，大約各七、八十次，有滋陰補腎、頤養五臟六腑的功能。

根據西醫的解剖學理論，腳心有許多神經直接通入大腦，搓腳心時，會刺激腳心的神經，使大腦感到舒適而放鬆，同時還有防止兩腳冰涼麻木的功效。當然，如果能請醫師開立健腦、安神的處方配合服用，效果更是加倍。

躺下以後，如果還是無法身心放鬆，也可以去想個令人心情輕鬆滿足的故事，想著想著就會睡著了。

不管造成失眠的原因為何，導致慢性失眠後果的元凶，往往是不良的睡眠習慣。生活不規律、經常熬夜、抽菸喝酒、利用白天補眠、即使睡不著也躺在床上、在床上看電視等，都是患者常犯的毛病。唯有改掉這些不良的生活習慣，讓腦子放輕鬆，才能一覺到天明。

曾○淇

六

（一）**症狀**：經常而持續的外展拇指動作，多發生在趾腕等處，俗稱媽媽手、板機指的腱鞘炎。

　　處方：樟木片七錢、檀香三錢、紅花三錢、川芎四錢、蒼朮五錢，以適量水煎煮沸二十分鐘，趁熱薰洗患處二十分鐘。

（二）**症狀**：睡眠品質不佳、多夢，早晨起床總是覺得很累。

醫師建議：天王補心丹加上逍遙散。

進企四A 李〇育

七

記得小時候，爸媽總是會希望自己的小孩長得好、長得高，所以就會去中藥行，或者是聽一些老前輩的藥方，抓一些中藥的配方熬煮給我們喝，但我對於補藥的味道比較排斥。

增高的配方如下：肉桂 1 錢、黃耆 3 錢、西洋參 3 錢、白朮 3 錢、茯苓 3 錢、甘草 2 錢、當歸 2 錢、白芍 2 錢、熟地 3 錢、川芎 2 錢（以上為十全大補湯）、枸杞 3 錢、杜仲 3 錢、六汗 2 錢、懷七 2 錢、川七 3 錢、桂圓肉 2 錢、紅棗 5 粒、九層塔 3 錢、含殼草 3 錢。

不過印象最深的一次，是以前身體不好，皮膚常常過敏，搔癢之後就會紅腫。那時候去過很多大醫院的皮膚科，但是都沒有什麼成效。之後，媽媽聽鄰居說了一個配方，照著燉了幾次給我喝，喝過之後，情況大為改善，之後就比較少再發病了。配方我不太清楚，只記得有加全雞去燉，所以味道我就比較能接受，只是有點太油。

所以我覺得中醫還蠻厲害的，腳扭傷也會用中醫的方式治療，像是推拿、針灸。不過現在一般的中醫診所，開藥好像都是直接調製中藥粉，比較少開處方籤，所以很多配方都不清楚。

進企應英4A 王〇圳

八

西藥多治標不治本，且服藥過久一定會產生副作用，中藥功能雖然緩慢，但副作用較少。

我朋友羅患慢性肝炎，經醫生診斷，稱慢性肝炎比急性肝炎難醫，因慢性肝炎如果沒治好，可能轉化為肝硬化；但是要多久才能治好慢性肝炎？醫生也不敢打包票，只是再三叮嚀患者一定要按時服藥、按時做檢查，切記禁煙酒、少動怒、勿熬夜、多休息，才能盡快治癒。

　　經一友人提供，慢性肝炎之中藥處方為：板藍根十五克、陳皮十克、茵陳三十克、白花蛇舌草二十克、丹皮十克、柴胡十克、鬱金十克、丹參十克、砂仁十克、甘草十克、焦三仙十五克。第一次以五碗水煎成二碗，倒出藥汁後，藥渣再以四碗水煎成一碗，前後藥汁混合分成三份，三餐飯後半小時服用。

　　醫師為友人配了十劑中藥，按日服用，一週後去醫院檢查，治癒了八、九成，現在他每個月會服一帖做為保護肝臟之用。

企管四 A　謝○源

九

　　我從阿姨那裡拿了一帖治療酸痛的藥方，聽說姨丈有酸痛毛病（腰酸背痛，連大腿也疼痛），吃了有效。不過這不是去看中醫所開的藥方，而是懂得中藥的朋友寫給他的藥方。

　　藥方如下：黃精三錢半、熟地四錢、牛七三錢半、車前子三錢、山茱萸三錢、淫羊藿二錢、杭菊二錢、釘地蜈蚣二錢、白芷三錢、蛇床子二錢、菟絲子三錢、歸尾三錢、黃耆四錢半、黑丑三錢、山葡萄五錢

　　用電鍋燉煮後（阿姨是用十人份的電鍋），加適量黑糖，平時當茶水飲用。雖說姨丈吃了有效，但畢竟這不是正規中醫診所所開之藥方，不知這藥方是否有不妥之處？還請老師指正。

進企四 A　田○芬

十

日前因為脖子左側的筋痠疼，而且延伸到肩部，十分不舒服難以忍受，於是到鎮上一家中醫診所掛號求治。中醫師在仔細把脈後，診斷出是因感冒風寒引起的頸部落枕，立即在肩頸穴位施以按摩放鬆，並且開了 5 天份的中藥，讓我回去服用。

服藥 3 天就感覺症狀確實改善許多，沒想到經過 5 天之後，脖子竟然真的不痛了，真是藥到病除。經過詢問，中醫師告知該藥方為：葛根湯 8g，沒藥 2g

葛根湯－主治外感風寒，項背強而拘急，無汗惡風之證。對高血壓引起的頭痛、頸項痛有一定療效。

沒藥－活血化瘀。

進企四 A 郭○宇

十一

親愛的老師您好：

最近天氣多變化，一不小心很容易感冒。外甥因鼻塞、流鼻水，帶至診所給中醫師把脈後，拿「十神湯」藥粉回家服用，一天四次，經過三天服用後症狀果然好轉。

十神湯方劑為：陳皮、麻黃、川芎、炙甘草、香附子、紫蘇葉、白芷、升麻、赤芍各 2 克、葛根 7 克、生薑 3 克，共研粉末，每服 5 克。自從生病改看中醫近一年以來，發現中藥比西藥好吃，又不會想睡覺，且效果更好，再加上選修林老師的中醫藥概論，對中醫除了有更深了解外，對中醫藥也更具信心與佩服。

進企四 A 趙○容

記得去年冬天有一次咳嗽的很厲害，西醫診斷出喉嚨發炎，也開了藥。因為我堅持不打針，醫生說吃藥會好得比較慢，後來咳的受不了，都沒聲音了，母親就去中藥行抓藥，說是給我當茶喝的，喝了還真的舒服多了。

後來，可能是時間久了，慢慢復原；不然就是喝了幾天的中藥茶，病情逐漸轉好（後來西藥就沒吃了）。

這幾天特地跑去中藥行要了藥方：橘核三錢、石菖蒲二錢、金銀花三錢、杏仁三錢，用滾水煮開十分鐘，裝入保溫瓶，隨時溫服。

進企管四 A 謝○利

我有偏頭痛的問題，尤其一感冒，頭就會痛到一個極點。上次到鎮上去看中醫，醫生開藥給我，藥方如下：清上蠲痛湯 4.5 克、胃苓湯 2.0 克、紫陷湯 3.0 克、杏蘇散 4.0 克、款冬花 0.5 克、括蔞仁 0.5 克，每日三餐飯後吃。

但我因為忙著處理社團的事，有時候沒有按照時間吃，所以也不知道這藥方到底有沒有效果。

想請問老師，針對頭痛，還有什麼藥方可以有效的改善？

幼三 B 翁○雁

❶ **病名**：感冒

❷ **症狀**：咳嗽，咽癢而咳，多痰，痰黃，喉嚨乾燥，胸抽痛，胸塞感，胃酸過多，胃脘痞胸，便軟，大便一日 2 行。

❸ **藥方**：清燥救肺湯 5.0 克：中藥方劑中的清燥救肺湯，由桑葉、石膏、甘草、人參、胡麻仁、阿膠、麥門冬、杏仁、枇杷葉組成，可潤肺、清燥、滋養，中醫師在臨床上會用於躁熱傷肺所導致的身熱乾咳，或是鼻子、咽喉、舌頭乾燥等燥熱症狀。

① 麻杏甘石湯 2.0 克：身發熱或無大熱，汗出，咳嗽喘急，口渴，痰黃，脈數；今見汗出而喘。

② 半夏瀉心湯 5.0 克：和胃降逆、散結除痞。主治傷寒下之早、胸滿而不痛者為痞、身寒而嘔、飲食不下、胃腸功能失調、寒熱互結、腸鳴下痢、舌苔膩而微黃者。常用於胃腸炎之胸脘痞塞、噁心嘔吐、食慾不振、腸有雷鳴者有效。瀉痢腹痛加白芍、木香，嘔吐者與平胃散合用。

③ 白芨 0.5 克：中草藥中有一味叫「白芨」的止血良藥，性味苦、甘澀、微寒。入肝、胃、肺經，功能收斂止血，消腫生肌。主治內外傷出血。

④ 川七 0.5 克：中藥上川七，性微溫，味甘微苦。有化瘀止血的作用，且藥理研究也證實它能縮短凝血時間，降低毛細血管的通血性，故可治療人體內外各種出血症。至於在俗名上一般所稱的「川七」應是「火炭母草」或「虎杖」。

⑤ 海螵蛸 1.0 克：胃、十二指腸潰瘍，吞酸燒心症，泌尿生殖器出血，崩漏，濕熱白帶，肺、胃出血，久虛瀉痢。外敷創傷出血。

❹ 給藥日份：6 天份，每日 3 包
❺ 醫師：陳安平醫師
❻ 服法：飯後一包

　　配合三餐飯後服用，症狀有明顯的改善，配合陳安平醫師的建議和注意事項，達到療效。至於筋骨科……等。也配合張繼中推拿師的診療流程，而達到舒筋活骨的功用。

王○苓

林國華博士針灸專業特別介紹

壹　林國華博士的針灸名師群

　　西元 2004 年 7 月 2 日，中國廣州中醫藥大學隆重舉行畢業典禮，來自台灣的博士畢業生林國華博士，代表海外畢業生致答謝詞。

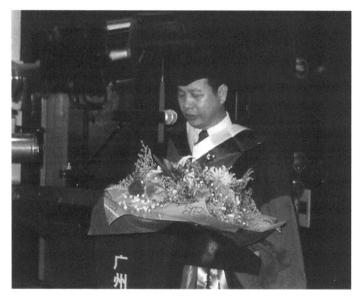

林國華博士取得針灸推拿學臨床醫學博士學位。

貳　林國華博士跨海到廣州學針灸

一　奇門針灸創始人林國華博士的針灸學習經歷

　　林國華博士自 1998 年，到廣州中醫藥大學短期研習一個月的氣功推拿後，就對廣州中醫藥大學針灸推拿學院產生極大的興趣。回台灣至國立中國醫藥研究所教

授一千多位推拿班、及二千多位中藥班的學生後，應聘到柬埔塞王國新創辦的東南亞醫科大學，擔任首屆（籌備）大學校長。

學然後知不足，終於在太太的鼓勵下，透過廣州中醫藥大學書記王綿寧的推薦，報考了針灸推拿學院院長賴新生教授的博士研究生。三年期間受到導師賴新生的嚴格要求，從針灸基本工夫千錘百鍊，在門診部臨床經驗中，體會針灸治病的療效；再到住院部，體會如何結合針灸與用藥，來使病患重生。導師賴新生教授是嶺南第一神針司徒鈴教授（飛針及夾脊穴倒八針法創始人）的唯一博士班傳人，他是中國第一批的博士班畢業生，也是嶺南六省中唯一主修針灸的「針灸專業博士」。

賴氏針灸強調「守神」，視針下得氣採取運針調氣手法。「邪氣來時用瀉法，衛氣來時用補法」，針刺功夫全憑針家的心法及手法。賴教授是中華人民共和國第一屆的針灸專業博士，在西元 2000 年前即享有國務院特殊津貼的名醫。他開創「通元針法」成為一代宗師，剛滿六十歲即被國家授予「名老中醫」封號，且是廣東省排名第一位。是一位「學術兼備」的良師。林國華博士則為「賴氏醫門」台灣第一位博士嫡傳弟子。

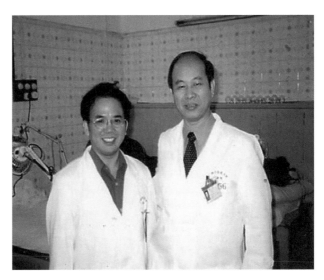

圖左為林國華的博士導師賴新生教授（針灸推拿學院首任院長）：林博士跟師學習隨師侍診，體會「賴氏神針」治病的神奇特色。

嶺南氣候炎熱，比北京及上海地區適合用針刺療法治病，於是嶺南針刺療法一直受到重視。廣州中醫藥大學的前身是中醫學院，司徒鈴教授是當時的針灸學系創系祖師。共產黨是以黨領政，所以從系上的書記、系主任、到針灸門診部主任，身兼數職。他的針灸傳人有學院為主的靳瑞教授、張家維教授，及門診部為主的陳全新醫師及楊文輝醫師。

　　廣東省有 67 位名老中醫，這四大弟子是 67 位中的針灸四老。司徒鈴教授把書記傳給張家維，把系主任傳給靳瑞、楊文輝負責附屬醫院的門診部主任、陳全新負責廣東省中醫院的針灸部，而賴新生教授則是改制大學後的首屆「針灸推拿學院」院長兼書記。

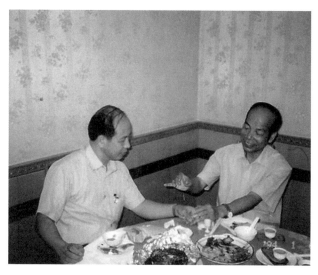

圖為廣東省政府受予廣東省名中醫稱號的張家維教授，傳授林國華博士「飛針」訣竅。

　　林博士既主修針灸專業，當然珍惜得來不易的機會，長期跟隨張家維教授學習，而他以「飛針博導」此一特殊進針法享譽全世界，是道地的「針功夫」。他破例特別為林博士解釋「飛針功法」的訣竅（參見上圖飛針進針圖），他說：「單飛及雙飛全部教給你，但你必須承認是張氏飛針的傳人。」所以林博士一直到畢業典禮致詞都稱他為第二導師。

靳瑞教授是廣州中醫學院的第二任針灸系主任，直到今天，「靳三針研究中心」仍然是針灸家重視的針法項目。

林博士在廣州中醫藥大學第一附屬醫院的針灸住院部，以靳瑞所傳授的「舌三針」，為一位二度中風、不能言語的病患針刺治療，果然針後立即能言，這種情形何止病患高興，連林博士都喜極而泣。高興的是學會了特殊針法，也領悟了「開音穴」，不只能治療感冒失聲，更能使不能說話者發出聲音。

靳三針現在成為林博士的「奇門針法」之一，在臨證配穴時優先選擇使用，不僅療效顯著，在教學上更是學生的最愛項目。那時，靳教授演示針法，讓林博士體驗針下候氣與催氣的手法，當他選穴進針後，會在針旁用氣功催氣。靳教授對林博士說：「人人只知靳三針的配穴規則，但能得我手法真傳者才是靳三針的傳人。」

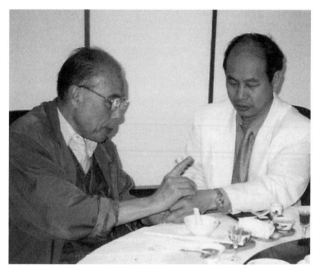

圖為廣州中醫藥大學首席教授靳瑞，親自傳授林國華博士「靳三針」的進針導氣法手法絕招。

楊文輝教授是廣東省有名的老中醫之中較年輕者，且全家都是醫生。他因為巴金森氏症的困擾，而於 2003 年底正式「封針退休」。林博士在針

灸住院部實習時，跟隨他臨床診病，他說：「針灸是否有效，全憑針下的行針手法。」所以他教林博士如何運用「提插結合捻轉手法」來行針治病。

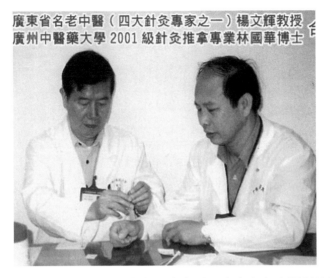

圖為廣東省四大神針之一，也獲廣東省政府受予廣東省名中醫稱號的楊文輝教授，親自在針灸住院部病房，傳授針灸進針及捻針的感傳妙招。他全神貫注於針尖，「以意領氣」將氣隨針入穴。楊文輝教授特別強調「氣至」而有效。

　　第五位針灸名師 —— 劉玉檀教授很特別，他是山東中醫藥大學第一任針灸系主任。他之所以願意把他的針灸絕活「針刺夾脊穴治療腦病」傳授給林博士，是受他的夫人「山東婦科一把手：國培教授」的叮嚀。

　　國培教授是孤兒院長大的特別績優生，處世待人非常有愛心，而她因緣來到廣州時，林博士提供她短暫住宿。當她應聘到廣州祈福醫院及珠海駐診時，把三十年的婦科臨證精華 —— 婦科的經帶胎產漏乳雜諸証之婦科名方，一一傳授給林博士，讓林博士到附院「婦科輪訓」時，立刻有優異的表現。

　　劉玉檀教授是新中國第一代的針灸家。他到上海中醫藥大學訪問時，為上海幫演示針刺「天柱穴」與夾脊穴的「厥陰俞」，均用兩寸半針分段全部進針，針後病人隨即甦醒，令四座驚嘆，而上海中醫藥大學立即聘為客

座教授。而林博士抓住他應聘到花都王福強中醫診所駐診三個月的機會，每週末到花都學習，如今林博士與王福強醫師意外成為師兄弟，是特別的緣分。

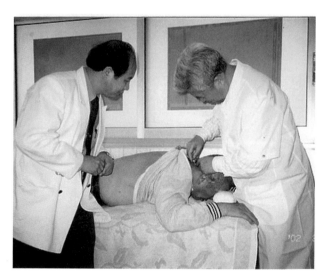

圖為林國華博士每週末到花都的王福強中醫診所，跟名醫劉玉檀教授學習夾脊穴透針訣竅。劉教授的針灸特色是「在筋守筋、在骨守骨」，進針深度特別講究，他以太陽穴進針法及三陰交進針法，用之臨床效應如神，林博士把它列為「奇門針灸」特效穴。

　　林博士在五十四歲高齡完成博士學位，並將五大名師的針灸手法相結合，創立了「奇門針灸學派」。除已在佛光大學第一次開展的「中醫針灸學分班」，教導二十八位學員外，自己也開班授徒，且先後在宜蘭及台北開班教授針灸，並應邀到海外教學，均廣受歡迎。林博士已著手寫書，希望以已配好彩色圖譜的「臨床實用奇門針灸學」能盡快與大家見面。

備註：
《臨床實用奇門針灸學》將以彩色圖文並茂的方式展現，每一條經絡及穴位均由真人模特兒演示，全書為十六開裝訂，敬請期待。

特別附錄

林國華博士專業論文精選

論文一：腹針治療慢性盆腔炎的臨床療效對比研究

林國華（台灣首府大學　臺灣省台南縣　麻豆鎮）

［摘　要］

目的：

　　對比腹針與西藥治療慢性盆腔炎的臨床療效。

方法：

　　將 67 例慢性盆腔炎患者隨機分為治療組 35 例和對照組 32 例。治療組採用腹針治療，對照組採用口服西藥治療。

結果：

　　治療組總有效率為 94.28%，對照組總有效率為 53.13%，兩者相比差異有非常顯著性意義（P<0.01）；在月經異常、腹部壓痛、陰道穹窿觸痛、陰道分泌物異常、盆腔積液、盆腔包塊的改善方面，兩者有顯著性差異（P<0.05）。在症狀積分比較方面，治療前後比較，治療組差異有非常顯著性意義（P<0.01），對照組差異有顯著性意義（P<0.05）；治療組與對照組治療後比較，差異有顯著性意義（P<0.05）。

結論：

　　腹針對慢性盆腔炎具有良好效果，療效明顯優於對照組。

［主題詞］

　　盆腔炎性疾病；針灸治療；腹針；穴位

慢性盆腔炎（Chronic Pelvic Inflammatory Disease，CPID）是指盆腔內生殖及其周圍組織的炎症，是婦科常見病之一。患者長期下腹及腰骶部持續性隱痛、鈍痛，腹脹，白帶增多，經量多或月經不調，導致不孕、性交疼痛，影響性生活，造成夫妻感情破裂，使患者生活質量下降，長期精神抑鬱。本病病情纏綿，易反復發作，嚴重影響了婦女的身心健康。筆者自 2002 年 10 月～ 2005 年 3 月間，採用腹針治療慢性盆腔炎 35 例取得滿意療效，現報告如下。

1 臨床資料

1.1 納入標準

（1）參照《婦產科學》中慢性盆腔炎的診斷標準 [1]：①有急性盆腔炎病史；②臨床表現為下腹部墜脹、疼痛及腰骶部酸痛，常在勞累、性交後及月經前後加劇；③陰道分泌物異常；④子宮底壓痛及子宮一側或兩側觸及條索狀不活動的包塊；⑤B 超檢查可探及異常回聲或不規則暗區或子宮直腸凹有積液

（2）年齡在 20 ～ 50 歲

（3）志願參加本研究，簽署知情同意書者。

1.2 排除標準

（1）妊娠或哺乳期婦女

（2）慢性闌尾炎、盆腔充血或闊韌帶內靜脈曲張、盆腔結核、盆腔腫瘤、子宮內膜異位症等疾病

（3）合併有心血管、肝腎和造血系統等嚴重疾病及精神病患者

（4）不符合診斷標準，未按規定用藥，無法判斷療效或資料不全等影響療效或安全性判斷。

1.3 症狀積分標準參照《中藥新藥臨床研究指導原則》[2] 中慢性盆腔炎的症狀積分評定標準，積分 5-9 分為輕度，10-15 分為中度，15 分以上為重度。

1.4 一般資料 67 例患者全部來自我院婦產科門診及住院病例，均符合本研究的納入標準。將 67 例患者按就診順序，採用亂數字表

法分為治療組（腹針組）35 例和對照組（西藥組）32 例。治療組中年齡最小 20 歲，最大 48 歲，平均 35.68 士 8.26 歲；病程最短 6 月，最長 12 年，平均為 5.18 士 1.56 年；症狀積分為 11.38 士 3.57 分；其中輕度 8 例，中度 19 例，重度 8 例。伴性交痛 2 例，月經不調 7 例，繼發不孕 6 例，腹部壓痛 29 例，陰道穹窿觸痛 15 例。B 超檢查：盆腔積液 8 例，盆腔炎性包塊 10 例。對照組中年齡最小 20 歲，最大 49 歲，平均 35.19 士 8.71 歲；病程最短 6 月，最長 12 年，平均 4.85 士 1.48 年；症狀積分為 10.92 士 3.65 分，其中輕度 7 例，中度 18 例，重度 7 例。伴性交痛 3 例，月經不調 6 例，繼發不孕 5 例，腹部壓痛 27 例，陰道穹窿觸痛 14 例。B 超檢查：盆腔積液 7 例，盆腔炎性包塊 9 例。兩組患者的年齡、病程、體征及 B 超檢查差異無顯著性意義（P>0.05），具有可比性。

2 治療方法

2.1 治療組

腹針療法：

選穴：引氣歸元（中脘、下脘、氣海、關元）、天樞、水分、氣海下、下風濕點。

治療方法：選用夏普牌薄氏腹氏專用針，用管筒進針法快速刺入皮下，引氣歸元四穴用深刺激，天樞、水分、氣海下用中刺激，下風濕點用淺刺激。進針後停留 3～5 分鐘為候氣；3～5 分鐘後再撚轉，使局部產生針感為行氣；再隔 5 分鐘行針 1 次，使之向遠端傳導為催氣。留針 30min，每日 1 次。

2.2 對照組

奧硝唑（滅滴靈）片每次 0.15g，每日 2 次；阿奇黴素膠囊每次 0.125g，每日 2 次。

治療均于患者月經乾淨後 2～3 天進行，經期暫停治療。15 次為一療程，療程間休息 1 周。觀察治療 2 療程，隨訪半年。

3 療效觀察

3.1 療效標準

痊癒：症狀完全消失，婦科檢查體征陰性，B 超提示盆腔無異常。

顯效：症狀消失，婦科檢查盆腔臟器壓痛不明顯，B 超提示附件炎性包塊明顯縮小，盆腔積液消失。

有效：腹痛減輕，婦科檢查盆腔臟器壓痛有所改善，B 超提示附件炎性包塊縮小，盆腔積液範圍縮小。

無效：治療 2 個療程，症狀及體征均無改善，B 超無變化。

3.2 觀察專案

記錄治療過程中發熱、腹痛、尿頻尿急、月經異常、性交痛、腹部壓痛、陰道穹窿觸痛、陰道分泌物異常、血白細胞計數、盆腔積液、盆腔包塊等變化。

同時觀察兩組治療不良反應。

3.3 統計學方法

資料處理採用 PEMS3.1 統計軟體進行統計學分析，根據資料的不同分別選用 Riddit 分析，X2 檢驗、t 檢驗及配對 t 檢驗進行比較。

4 治療結果

4.1 兩組療效比較見表 1。兩組治療療效結果採用 Riddit 分析，差異有非常顯著性意義（P<0.01）。

組別例數	痊癒	顯效	有效	無效	總有效率
治療組 35	20（57.14）	7（20.00）	6（17.14）	2（5.72）	94.28
對照組 32	7（21.88）	8（25.00）	2（6.25）	15（46.87）	53.13

表 1 兩組療效比較例（%）

4.2 臨床症狀及指征比較結果見表 2。經 X2 檢驗或校正 X2 檢驗，在
　　腹痛、腹部壓痛、陰道穹窿觸痛、陰道分泌物異常、盆腔積液、
　　盆腔包塊的改善方面，兩者有顯著性差異。

觀察項目	治療組			藥物組			P
	治療前	治療後	治癒率（%）	治療前	治療後	治癒率（%）	
發熱	7	0	100	6	0	100	
腹痛	0	3	90.00	30	16	46.67	<0.05
尿頻尿急	8	1	87.50	7	1	86.71	>0.05
月經不調	7	1	86.71	6	5	16.67	>0.05
性交痛	2	0	100	3	2	66.67	
繼發不孕	6	3	50.00	5	5	0	
腹部壓痛	29	4	86.21	27	15	44.44	<0.05
陰道穹窿觸痛	15	3	80.00	14	10	28.57	<0.05
陰道分泌物異常	14	2	85.72	12	7	41.67	<0.05
血白細胞計數	12	2	83.33	10	1	90.00	>0.05
盆腔積液	8	1	87.50	7	6	14.29	<0.05
盆腔包塊	10	2	80.00	9	8	11.11	<0.05

表 2　臨床症狀及指征比較例（%）

4.3 兩組治療前後症狀積分比較見表 3。治療前後比較，治療組差異有
　　非常顯著性意義（P<0.01），對照組差異有顯著性意義（P<0.05）；
　　治療組與對照組治療後比較，差異有顯著性意義（P<0.05）。

組別例數	治療前	治療後
治療組 35	11.38 ± 3.57	5.18 ± 1.35
對照組 32	10.92 ± 3.65	8.86 ± 2.98

表 3　治療前後症狀積分比較（± s，分）

4.4 兩組不良反應比較治療過程中，西藥抗炎組有 8 例出現不同程度的上消化道不良反應，而腹針組未出現不良反應。

5　討論

慢性盆腔炎常為急性盆腔炎治療不徹底或患者體質差病程遷延日久所致，造成盆腔粘連、增生、滲出積液或結節改變等。其病變範圍包括子宮、輸卵管、卵巢、盆腔結締組織、盆腔壁、臟層腹膜等。主要表現為低熱、易疲乏、下腹墜痛、腰骶疼痛、白帶增多、盆腔包塊等症，病程較長的部分患者可有神經衰弱症狀，如精神不振、周身不適、失眠等。在中國，由於個人衛生條件以及醫療條件的限制，或在婦科小手術和計劃生育手術中無菌操作觀念淡漠，加之廣泛應用宮內節育器時患者不注意個人衛生等原因，使盆腔炎的發病率很高。隨著對外交流的日益頻繁，性病在我國的發病率呈逐年升高趨勢，因此而引起的盆腔炎也在增多。西藥抗炎是治療慢性盆腔炎最常用的方法之一，使用抗生素殺滅細菌達到控制炎症、緩解盆腔充血水腫的作用。但由於盆腔長期炎症刺激形成病灶器官周圍粘連，抗炎藥物不易進入，導致病情頑固、恢復緩慢、療效差。而且有不同程度的上消化道不良反應，另外藥費成本高也是其缺點之一。所以尋找慢性盆腔炎的有效治療方法就顯得尤為迫切。

本病散見於中醫學「癥瘕」、帶下、痛經、不孕症等疾病。病初為熱毒及濕邪壅盛，其邪氣盛，而正氣未衰，表現為濕熱症。而慢性盆腔炎則由於在急性期治療不當，或治療不徹底，或其症狀不明顯而忽視治療，或患者體質較差，病程遷延，正氣不足，而餘邪未盡所致。久病入絡而

又有氣滯血瘀，成為虛實夾雜證。〈靈樞・五音五味〉云：「沖脈、任脈，皆起於胞中，上循背脊，為經絡之海，其浮而外者，循腹（右）上行。」〈靈樞・動輸〉云：「沖脈者，⋯⋯並少陰之經。」由此可見任脈、沖脈循行腹部，且沖脈在腹部循行與腎經循行一致。

此外，沖脈又與胃經相交。任脈循行腹部的腧穴與肝脾腎關係密切，中脘和下脘與脾胃經聯繫密切，氣海和關元與足三陰經相交，以上四穴即為腹針療法中的『引氣歸元』，可通沖任，調理後天脾胃和先天肝腎。氣穴屬腎經，與沖脈相通，可加強關元調補肝腎之力。水道屬胃經，胃經多氣多血，此穴又為利濕特效穴。諸穴相配，可通沖任，行氣活血，補益肝腎，健脾利濕。故而不論肝腎虧虛、氣滯血瘀、脾虛濕盛等原因導致沖、任、督三脈失調而出現的慢性盆腔炎，均可獲得較好療效。

腹針療法是一種通過針刺腹部穴位調節先天、後天經絡，治療慢性病、疑難病的新療法。其操作簡單、費用低廉、無痛苦、無副作用，患者易接受，對於改善慢性盆腔炎患者的生活質量有非常重要的意義。值得進一步在臨床上應用與實踐。

貳 論文二：玉能量結合精油開經點穴保健手法

作者林國華博士

中國 ・ 廣州中醫藥大學針灸推拿學臨床醫學博士 ・
台灣 ・ 台灣首府大學 講師
中國民俗推拿整復協進會創會理事長

【摘要】

（一）本文章從以下三方面探討保健手法：

　　1. 玉能量的功用

　　2. 精油的功用

　　3. 開經點穴按摩療法

（二）目的

中醫的經絡學說與運用經絡腧穴保健，在中國已有數千年的實踐有效經驗。中醫治病三法：一針二灸三用藥，實踐檢驗運用「針灸經穴治病」療效比用藥更顯著的真理，近三十年甚至倍受歐美國家推崇而風行全世界，但某些人對「針刺法」有恐針現象，對「灸療法」也有怕燙傷皮膚的顧忌，因此作者運用按摩器具 —— 玉能量、高級介質 —— 精油，結合作者開經脈點穴位的獨創手法，對於防治疾病及養生保健功效顯著，對因壓力引起的肌肉筋骨酸痛症，筆者十年的手法臨床驗證，具有 90% 以上的臨床治癒功效。

【關鍵詞】玉能量；精油；開經；點穴

Thesis　　Topic

Health Preservation Method by Combining Jade Energy And Essential Oil To Conduct Meridian Treatment And Vital Points Pressing

Author Doctor Lin Kuo-Hwa

Doctor in Acupuncture and and Naprapathy Clinical Medicine，Guangzhou

Chinese Medicine University，China

Lecturer，Diwan Management Institute，Taiwan

Founding Chairman，China Folks Naprapathy and Manipulative Medicine Association

【Abstract】

（1）This essay explores the health preservation method from the following three aspects：

1. Function of jade energy

2. Function of essential oil

3. Meridian treatment and vital point massage treatment

（2）Purpose：

The meridian academic theory of Chinese medicine and the utilization of meridians and vital points pressing for health preservation have already achieved effective practical experience in China for several thousand years. There are three curing methods in Chinese medicine： one is acupuncture; two is moxibustion and three is medicine. The real truth of curing effect by utilizing the practical experience of （acupuncture and moxibustion to cure disease） is more effective than medicine and in recent thirty years this is highly praised by European and American countries and has become popular all over the world. However， certain people has needle fright for 「Acupuncture」and for 「Moxibustion」they are also afraid of that their skin will be burned. Therefore， the author utilizes the massage tools – jade energy and high class medium – essential oil and combines these with the independent created method of meridian treatment and vital points pressing. This can provide significant effect on disease prevention and cure and health preservation. For sore pain on muscle， tendon and bone caused by pressure， the clinical verification of ten years of skill of the writer has over 90% clinical treatment effect.

【Key word】Jade energy; essential oil; vital point pressing

壹、概述

中醫與西醫比較，中醫的經絡學說被認為領先西方醫學。由於科技發達，醫學儀器更證明了：人體確實有「經脈」—— 它是由穴位連結成的經氣走向。

中醫根據經氣的循行走向，按手足、陰陽及經脈所連接的臟腑劃分為十二正經（主幹），及不連接臟腑的奇經八脈。八脈十二經二十條經脈上共有361穴，它的每一穴名都有典故，不在經脈上的特效穴被稱為「經外奇穴」，還有「以痛為腧」的天應穴（阿是穴）。萬病歸經絡、治病在經穴，醫者臨症，「辨經取穴」是一門高超技術，不管是針刺、艾灸或推拿按摩，都是在經絡穴位上下功夫。

「開經點穴」是一套推拿按摩手法，筆者 1998 年到廣州進行推拿手法學術交流，更在 2001 年考進廣州中醫藥大學博士班，專攻針灸推拿學，歷經三年苦學，終於在 2004 年 7 月取得中醫臨床醫學博士學位，具有「針灸高級技師及按摩高級技師」職稱。筆者研習推拿按摩手法是從基礎手法下功夫，從五級的「初級按摩師」開始考，進而中級按摩師→高級按摩師→按摩二級技師→循序進階到取得一級的「按摩高技師」。長期投入推拿按摩的臨床、教學及研究，因此總結各大流派及諸多師承手法，自創「開經點穴推拿按摩手法」，從胸→腹→頸→頭→四肢→背→腰，依序「開經點穴」，並依受術者的需求，或「選經取穴舒壓按摩」進行養生保健（按鐘點計費），或採「飛經走穴」治病於瞬間，大約 5 分鐘功夫（按次計費）。

「玉能量」是一種通經接氣、點穴按摩的輕巧按摩器具，大家都知道「工欲善其事，必先利其器」，玉寶石本身具有特殊的磁場能量。《黃帝內經》說：「『玉』可一安魂魄，二疏血脈，三潤心肺，四明耳目，五柔筋強骨。」根據現代科學儀器測定：「玉」本身含有鈦、鈷、鉻、鎂、硒、鋅、鐵、銅、錳、鋰、鈣、鉀、鈉等多种微量元素。筆者選用玉能量按摩器是基於受術者會有奇妙的神秘感覺，及某些較有禁忌的穴位，避免直接用手接觸。

「精油」精油是一種抗老化的介質，具有美容美膚的功效，能刺激皮膚細胞加速再生與代謝、延緩老化、能排除毒素及預防毒素產生並具有消炎殺菌等功效。介質乃按摩操作過程中塗摩於肌膚、經絡及穴位的物質，中國傳統上以中藥成方藥油，例如：紅花油、活絡油、驅風油……為介質，但在歐美日等先進國家，精油被上等社會人士用於「芳香療法」，從嗅覺的思維及觸覺的感官享受疏解壓力。精油療法是目前流行的新風尚，西風東漸以及隨著東方逐漸脫貧轉富，運用高級精油當按摩介質已是全世界大勢所趨。

貳、開經點穴推拿按摩療法

（一）開經點穴推拿按摩手法源起

推拿手法是指醫生或技術人員以手或肢體（亦可藉助於器械），按照規範的特定技巧動作，在人體的穴位或特定部位上，進行各種不同的操作方法，達到保健或防治疾病的目的。

「點穴療法」是以手指（亦可藉助於器械），點按經絡線上的穴位而達到治療疾病的手法，是一種全身性治療法。人體經絡遍部全身，經上的 361 腧穴及經外的奇穴皆是人體氣血灌注之處，通過中國歷代醫家在經穴上的臨床實踐驗證，療效非常肯定，點穴療法是「以指代針」，不僅有理論、有規範、還有具體手法，因具有簡、便、廉、驗的四大特色，使點穴療法由「無稽之談」，進而「由疑轉信」，到現代的「大放異彩」，是一種廣泛流行於民間的防病治病、養生保健新療法。

　　「開經點穴按摩療法」，是在前賢的點穴療法基礎上的進一步發揮，傳統的點穴療法源於武術，散播於流派門人之間，大都嫡傳而不外洩，令人深不可測，而且各流派雖有獨特手法，但都「以偏概全」，筆者師承玄空派大師——姚旭堂的「武醫點穴術」並接受中醫藥大學正統的經絡學說完整教育，因此根據姚老所傳的點穴規範與手法，並以中醫的經絡理論為指導，自創開經點穴按摩療法。

（二）開經點穴推拿按摩療法的選經配穴

　　中醫有中醫的特色，「精、氣、神」被認為是中醫三寶。中醫理論以「腎藏精、心藏神」，又以腎為先天之本、心為君主之官；經絡運行「經氣」，經絡的走向從胸走手→從手走頭→從頭走足→再從足走回胸中,；心又主神明，因此開經點穴首選左胸部心尖的「腎經神藏穴」，這是開經點穴推拿按摩療法的「總開關」。總開關未開啟，則全身治療徒勞無功，總開關一經打開，則全身能量如泉湧而出，治療事半功倍。

　　運用經絡治病當知「肺經」為十二經循行之首，手太陰肺經上的中府與雲門穴是一身之氣的源頭。所以開經點穴用「一指點」從左胸部的「神藏穴」開啟心腎氣血之後，緊接著需用「劍指（二指點）」開啟十二經脈之首的「中府穴及雲門穴」，肺朝百脈，中府是肺經的募穴，雲門是經氣循行「出發之門」，氣血逐經感傳流注，到第十二條經—足厥陰肝經回到胸部的「期門穴」。出門必有歸期，肝經最後一穴「期門」是回歸之門，所以經氣流注自雲門而出到期門回歸，有人亦稱之為大週天。

　　「開經點穴按摩療法」的治療常規注重整體，先點開五臟關鍵穴，使氣血源源不斷地到達五臟六腑，五官九竅，四肢百骸。通過特別選定的三十多個

特效穴位刺激，用手法扶助正氣及驅除邪氣，使氣血迅達病所，再視個案需求因人因病辨經選穴，進行全身推拿按摩。

（三）「開經點穴按摩療法」選取的特效經穴及操作手法

1. 受術者正坐，醫者先以右手中指（一陽指）點彈左胸神藏穴，啟動氣血的總開關。繼出雙手，以食中二指（劍指）同時點彈雙肺的中府、雲門雙穴，再以三指（三玄指）點按胸三關「神藏、靈墟、神封三穴）。

2. 續用三指點彈腹三脘（上、中、下脘），中指點按神闕穴和臍旁的天樞、大橫與帶脈穴，再以雙手合併，點彈臍下少腹部的氣海、關元、中極穴，再雙手點壓子宮穴。

3. 點推胸募膻中與巨闕，再撥期門章門穴。

4. 胸腹點完頸頭接，頸部先點天突穴，二鬼把門人迎接。

5. 頭部先敲印堂穴，再點頂輪百會穴。五指鷹爪點四神聰，再握雙拳敲四營（後頭腦戶前神庭、雙側膽經承靈穴，再加百會稱五營）。

6. 背部以五指（梅花指）以「三虛二實」的特別手法，點彈五峰線（督脈及膀胱經雙側線），再取肩胛上的天宗穴，以「意、氣、力」強力點彈灌注天之所宗的天宗穴，達到扶正祛邪的速效功夫。

　　另外，臉部及四肢部均有特別手法及特效穴，限於篇幅於此先略過，後將舉例闡明。

（四）開經點穴按摩法仍以經絡推拿為依歸

　　一般的推拿按摩療法，是採俯臥位或仰臥位，「開經點穴按摩療法」最大的特色是在仰臥或俯臥之前，必須先採「正坐位」開經點穴（甚至坐姿點完即可），然後以仰臥位從胸部手太陰肺經→手陽明大腸經→足陽明胃經→足太陰脾經→手少陰心經→手少陽小腸經→足太陽膀胱經→足少陰腎經→手厥陰心包經→手少陽三焦經→足少陽膽經→足厥陰肝經。並依需求添加督脈→任脈。

　　「逐經循穴」，從「五輸穴」、「原、絡、郄三穴」，到前後的俞、募配穴，該補正氣則以輕柔手法順經「點穴」，該瀉邪氣則以重撥手法逆經「點穴」，全身性的依序開經點穴推拿按摩，是確保療效的不二法門，筆者十餘年的臨

證經歷，所有的疑難雜症無不取效，對於中風癱瘓，一次見效；失眠者當場打呼，壓力大者，只用「揉、撥、壓」三種手法「逐經開穴」，就全身舒暢，全身性療法的缺點是「療時」太長，一天只宜三人次。

參、玉能量結合精油開經點穴保健療法

（一）按摩器與按摩介質的運用

「工欲善其事，必先利其器」，玉是一種寶石，中國人對玉有特別的好感，玉本身具有特殊的磁場能量，筆者稱它為「玉能量」。用玉為材質作成的按摩器具為了方便就簡稱「玉能量」，它是一種通經接氣、點穴按摩的輕巧按摩器具；「精油」是一種抗老化的介質（介質乃按摩操作過程中塗摩於肌膚、經絡及穴位的介質），精油療法是目前流行的新風尚，具有美容美膚的功效，運用精油結合推拿按摩手法，能刺激皮膚細胞加速再生與代謝、延緩老化、透過「經絡傳導」能將臟腑毒素，由體內向外排出，並且可預防毒素產生，精油並具有消炎、殺菌、止痛及鎮定神經、放鬆肌肉等功效。

（二）玉能量結合精油開經點穴保健療法的運用以臉部為例

將「臉部專用精油—基礎油和精油調配好的按摩油」塗摩於臉部肌膚，以玉能量從臉部循經點穴按摩，操作手法如下：

1. 首先「開天門」──自印堂點劃到神庭穴，來回 7～8 次，再由神庭向兩旁分推按壓。

2. 「點睛明」、上眉弓三穴再加眶緣諸穴。

3. 從「鼻通穴」沿大腸經走法令紋，下頸至扶突及天鼎穴。

4. 從「承泣」順胃經至「承漿」再返回「大煩下頭」四穴。

5. 從「瞳子膠」循膽經至「聽會」；再從「顴膠」循小腸經至「聽宮」，再從「絲竹空」循三焦經至「耳門」。

6. 由耳前三穴──聽會、聽宮、耳門，環繞耳尖先走三焦經，點撥角孫穴至「翳風」下頸，再將「完骨」左右推撥，再循耳垂回到耳前三穴（來回點擦耳前三穴）。

7. 按壓眉上「陽白穴」循膽經線點劃上偏頭，在側頭部膽經諸穴點壓。

8. 自印堂至神庭穴重複來回「劃線推摩」7～8次。

9. 再自印堂→山根→年壽→素髎→人中→輕推至督脈最後的兌端穴，並將承漿穴左右推撥，使任督兩脈在臉部的精氣充分接合。

10. 自鼻側（面傍）由內往外上之方向分推重點穴位加強點揉，使臉部氣血充盈，達到美容美顏的功效。

　　使用精油替代按摩霜做臉是一種高級享受，也會有立即效果，精油芳療所帶來的香氣對人體會產生正面的思考，相對的可以減少心理疾病的產生，有許多精油會讓人體產生多巴胺，這種化學物質是讓人身心愉快的原因之一，我們也可藉由玉能量結合精油按摩身體，達到放鬆心情、抒解壓力的功效。

肆、結論

　　人身以臟腑經絡為體，以陰陽氣血為用。十四經脈是一套能使人體機能自動修復的特殊系統，萬病根源就在經脈（不通則病），特別是十二正經直接屬臟絡腑，治療臟腑病變其實不需靈丹妙藥，治病的根本就在經穴（通則不病）。

　　林博士的「開經點穴推拿按摩療法」是一種非藥物、非侵入性的徒手保健手法，運用「玉能量按摩器」是基於玉的磁場感應，令受術者會有奇妙的神秘感覺，及某些較有禁忌的穴位，避免直接用手接觸產生糾紛；結合精油（高級介質），一方面則可以提高收費，屬於經濟效益的考慮，另方面也能強化療效，但探本歸原真正的根本仍在術者的手法及選經配穴。

備註：本文被第九屆國際手法醫學與傳統療法學術會議評定為【論文一等獎】

參考書目

1. 中醫學導論 王新華主編 知音出版社

2. 中醫入門 秦伯未著 香港太平書局出版

3. 中醫概論柴瑞霽主編 知音出版社

4. 拔灌療法與精油... 魏哲章 世茂出版社

5. 針灸學 ... 邱茂良 上海科學技術出版社

6. 保健按摩師......中國勞動和社會保障出版社

7. 婦產科學 .... 樂傑 ..北京： 人民衛生出版社

8. 中藥新藥臨床研究指導原則 ...中國衛生部 .

初學中醫藥的18堂課

名師引領您進入
中醫【堂奧】的捷徑

書　　名	初學中醫藥的 18 堂課		初　　版	2022 年 4 月
作　　者	林國華		定　　價	新臺幣 320 元
助理文編	譽緻國際美學企業社・黃竹馨		I S B N	978-626-7096-03-1（平裝）
內頁美編	譽緻國際美學企業社・羅光宇			
封面設計	洪瑞伯		總 經 銷	大和書報圖書股份有限公司
			地　　址	新北市新莊區五工五路 2 號
發 行 人	程顯灝		電　　話	（02）8990-2588
總 編 輯	盧美娜		傳　　真	（02）2299-7900

發 行 人　程顯灝
總 編 輯　盧美娜
主　　編　莊旻嬬
發 行 部　侯莉莉
財 務 部　許麗娟
印　　務　許丁財
法律顧問　樸泰國際法律事務所許家華律師
藝文空間　三友藝文複合空間
地　　址　106 台北市安和路 2 段 213 號 9 樓
電　　話　（02）2377-1163
出 版 者　四塊玉文創有限公司
總 代 理　三友圖書有限公司
地　　址　106 台北市安和路 2 段 213 號 9 樓
電　　話　（02）2377-4155、（02）2377-1163
傳　　真　（02）2377-4355、（02）2377-1213
E - m a i l　service@sanyau.com.tw
郵政劃撥　05844889 三友圖書有限公司

初　　版　2022 年 4 月
定　　價　新臺幣 320 元
I S B N　978-626-7096-03-1（平裝）

總 經 銷　大和書報圖書股份有限公司
地　　址　新北市新莊區五工五路 2 號
電　　話　（02）8990-2588
傳　　真　（02）2299-7900

國家圖書館出版品預行編目（CIP）資料

初學中醫藥的18堂課/林國華作. -- 初版. -- 臺北市
：四塊玉文創有限公司, 2022.04
　　面；　公分
　　ISBN 978-626-7096-03-1(平裝)

1.CST: 中醫 2.CST: 中藥

413　　　　　　　　　　　　　　　111002234

http://www.ju-zi.com.tw

三友官網　　　三友 Line@

五味八珍的餐桌 品牌故事

60 年前，傅培梅老師在電視上，示範著一道道的美食，引領著全台的家庭主婦們，第二天就能在自己家的餐桌上，端出能滿足全家人味蕾的一餐，可以說是那個時代，很多人對「家」的記憶，對自己「母親味道」的記憶。

程安琪老師，傳承了母親對烹飪教學的熱忱，年近 70 的她，仍然為滿足學生們對照顧家人胃口與讓小孩吃得好的心願，幾乎每天都忙於教學，跟大家分享她的烹飪心得與技巧。

安琪老師認為：烹飪技巧與味道，在烹飪上同樣重要，加上現代人生活忙碌，能花在廚房裡的時間不是很穩定與充分，為了能幫助每個人，都能在短時間端出同時具備美味與健康的食物，從 2020 年起，安琪老師開始投入研發冷凍食品。

也由於現在冷凍科技的發達，能將食物的營養、口感完全保存起來，而且在不用添加任何化學元素情況下，即可將食物保存長達一年，都不會有任何質變，「急速冷凍」可以說是最理想的食物保存方式。

在歷經兩年的時間裡，我們陸續推出了可以用來做菜，也可以簡單拌麵的「鮮拌醬料包」、同時也推出幾種「成菜」，解凍後簡單加熱就可以上桌食用。

我們也嘗試挑選一些熟悉的老店，跟老闆溝通理念，並跟他們一起將一些有特色的菜，製成冷凍食品，方便大家在家裡即可吃到「名店名菜」。

傳遞美味、選材惟好、注重健康，是我們進入食品產業的初心，也是我們的信念。

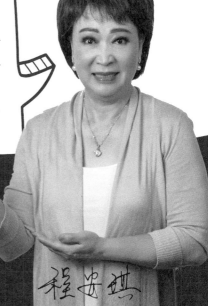

冷凍醬料做美食

程安琪老師研發的冷凍調理包，讓您在家也能輕鬆做出營養美味的料理。

 冷凍醬料的 5 大優點

省調味 × 超方便 × 輕鬆煮 × 多樣化 × 營養好

選用國產天麴豬，符合潔淨標章認證要求，我們在材料和製程方面皆嚴格把關，保證提供令大眾安心的食品。

三友官網

五味八珍的餐桌官網

五味八珍的餐桌 FB

程安琪鮮拌味 FB

程安琪入廚40 年 FB

五味八珍的餐桌 LINE @

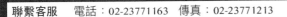

聯繫客服 電話：02-23771163 傳真：02-23771213

程安琪

冷凍醬料調理包

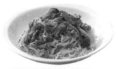

香菇蕃茄紹子

歷經數小時小火慢熬蕃茄，搭配香菇、洋蔥、豬絞肉，最後拌炒獨家私房蘿蔔乾，堆疊出層層的香氣，讓每一口都衝擊著味蕾。

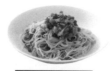

雪菜肉末

台菜不能少的雪裡紅拌炒豬絞肉，全雞熬煮的雞湯是精華更是秘訣所在，經典又道地的清爽口感，叫人嘗過後欲罷不能。

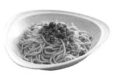

麻辣紹子

麻與辣的結合，香辣過癮又銷魂，採用頂級大紅袍花椒，搭配多種獨家秘製辣椒配方，雙重美味、一次滿足。

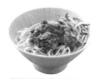

北方炸醬

堅持傳承好味道，鹹甜濃郁的醬香，口口紮實、色澤鮮亮、香氣十足，多種料理皆可加入拌炒，迴盪在舌尖上的味蕾，留香久久。

冷凍家常菜

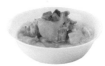

一品金華雞湯

使用金華火腿（台灣）、豬骨、雞骨熬煮八小時打底的豐富膠質湯頭，再用豬腳、土雞燜燉2小時，並加入干貝提升料理的鮮甜與層次。

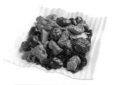

靠福‧烤麩

一道素食者可食的家常菜，木耳號稱血管清道夫，花菇為菌中之王，綠竹筍含有豐富的纖維質。此菜為一道冷菜，亦可微溫食用。

3種快速解凍法

想吃熱騰騰的餐點，就是這麼簡單

1. 回鍋解凍法
將醬料倒入鍋中，用小火加熱至香氣溢出即可。

2. 熱水加熱法
將冷凍調理包放入熱水中，約2～3分鐘即可解凍。

3. 常溫解凍法
將冷凍調理包放入常溫水中，約5～6分鐘即可解凍。

私房菜

純手工製作，交期較久，如有需要請聯繫客服
02-23771163

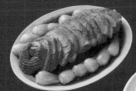

程家大肉

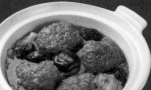

紅燒獅子頭

頂級干貝XO